Nolvadex®-Fortbildungsservice
Mammakarzinom

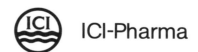

Mammakarzinom

Interdisziplinäre Diagnostik und Therapie

herausgegeben von Winfried Hardinghaus,
Gerhard Junge-Hülsing und Günther Wiegand

Mit Beiträgen von W. Heidenreich, H. Schulz, B. Stallkamp,
H.-U. Rothe, B. Choné, M. Schaadt, W. Jonat, H. Maass, H. Wörner,
B. Luban-Plozza, P. Drings

32 Abbildungen, 30 Tabellen

Hippokrates Verlag Stuttgart

CIP-Kurztitelaufnahme der Deutschen Bibliothek

Mammakarzinom : interdisziplinäre Diagnostik u.
Therapie / hrsg. von Winfried Hardinghaus . . .
Mit Beitr. von W. Heidenreich . . . – Stuttgart :
Hippokrates-Verlag, 1984.
  ISBN 3-7773-0656-8

NE: Hardinghaus, Winfried [Hrsg.]; Heidenreich,
Wolfgang [Mitverf.]

Anschriften der Herausgeber:

Prof. Dr. med. Gerhard Junge-Hülsing
Chefarzt der Medizinischen Klinik
Städt. Kliniken Osnabrück
Natruper-Tor-Wall 1
4500 Osnabrück

Dr. med. Winfried Hardinghaus
Oberarzt der Medizinischen Klinik
Städt. Kliniken Osnabrück
Natruper-Tor-Wall 1
4500 Osnabrück

Dr. med. Günther Wiegand
Chefarzt der Medizinischen Abteilung
Marienhospital
4500 Osnabrück

Die Beiträge 1 bis 7 wurden dem Heft 10/1983, Beitrag 8 dem Heft 13/1983 der ZFA – Zeitschrift für Allgemeinmedizin entnommen.

Wichtiger Hinweis
Medizin als Wissenschaft ist ständig im Fluß. Forschung und klinische Erfahrung erweitern unsere Kenntnisse, insbesondere was Behandlung und medikamentöse Therapie anbelangt. Soweit in diesem Werk eine Dosierung oder eine Applikation erwähnt wird, darf der Leser zwar darauf vertrauen, daß Autoren, Herausgeber und Verlag größte Mühe darauf verwandt haben, daß diese Angabe genau dem Wissensstand bei Fertigstellung des Werkes entspricht. Dennoch ist jeder Benutzer aufgefordert, die Beipackzettel der verwendeten Präparate zu prüfen, um in eigener Verantwortung festzustellen, ob die dort gegebene Empfehlung für Dosierungen oder die Beachtung von Kontraindikationen gegenüber der Angabe in diesem Buch abweicht. Eine solche Prüfung ist besonders wichtig bei selten verwendeten Präparaten oder solchen, die neu auf den Markt gebracht worden sind.
Geschützte Warennamen (Warenzeichen) werden nicht besonders kenntlich gemacht. Aus dem Fehlen eines solchen Hinweises kann also nicht geschlossen werden, daß es sich um einen freien Warennamen handele.

ISBN 3-7773-0656-8

Printed in Germany 1986
Satz und Druck: Brönner & Daentler KG, Eichstätt

Inhaltsverzeichnis

Vorwort

Das vorliegende Buch will die Möglichkeiten und Grenzen in der Diagnostik und Therapie des Mammakarzinoms fachübergreifend zusammenfassen. Die Problemstellungen sind am ärztlichen Alltag orientiert. Bei dieser Konzeption haben es die Herausgeber bewußt in Kauf genommen, daß ein Kompendium für die Praxis keine absolute gebietsspezifische Vollständigkeit erreichen kann.

Die Beiträge wurden zu einem großen Teil nach Referaten zusammengestellt, die vor dem im Januar 1983 gegründeten Onkologischen Arbeitskreis bzw. dem Regionalen Tumorzentrum, Osnabrück, gehalten wurden.

Die Arbeiten zeigen am Beispiel des Mammakarzinoms die Wichtigkeit einer interdisziplinären Zusammenarbeit zwischen dem Hausarzt, dem Krankenhaus und dem Zentrum in der onkologischen Diagnostik und Therapie.

Osnabrück, im Februar 1984   Die Herausgeber

Aufgaben des Allgemeinarztes

W. Heidenreich

1. Diagnostik

Nach wie vor werden die meisten Mammakarzinome von den Erkrankten selbst bemerkt. Nur selten sucht eine Frau, die eine verdächtige Veränderung an der Brustdrüse feststellt, direkt eine Klinik auf. Im allgemeinen wird sie sich zunächst an ihren Hausarzt wenden. Davon, wie hier die Weichen gestellt werden, kann das Schicksal der Patientin abhängen.

a) Inspektion und Palpation

In erster Linie sollte eine sorgfältige Inspektion sowie eine palpatorische Untersuchung der Brustdrüsen erfolgen, und zwar bei der sitzenden Patientin, da im Liegen manche an der hängenden Brust gut tastbare Tumoren sozusagen im Drüsenkörper verschwinden. Insbesondere ist auf oft nur diskrete Fixierungen der Haut (Plateau-Phänomen), auf ein umschriebenes Lymphödem (Orangenhaut-phänomen), eine neuerdings aufgetretene Mamillenretraktion sowie eine ekzema-töse Veränderung der Mamille zu achten (Abb. 1–4). Diese Symptome sind beinahe beweisend für ein Karzinom. Wenn solche Anzeichen vorliegen oder sonst ein isolierter Tumor gefunden wird, ist die Exstirpation zu veranlassen. Diese Regel hat trotz weiter Verbreitung der unten aufgeführten zusätzlichen Untersuchungsverfahren ihre Gültigkeit nicht verloren. Je älter eine Patientin ist, desto häufiger verbirgt sich hinter einem solchen »dominanten Tumor« ein

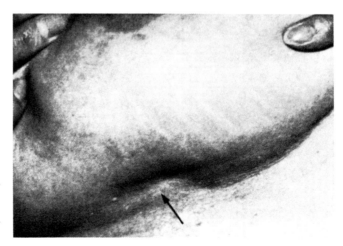

Abb. 1: Plateau-Phäno-men: Diskrete, durch ein Karzinom hervorge-rufene Hautfixierung in der Submammarfalte (nach *Hoeffken* und *Lanyi* 1973)

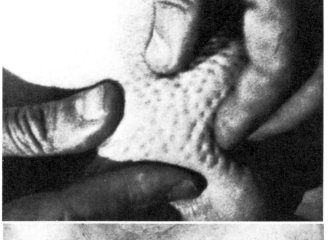

Abb. 2: Orangenhaut-
Phänomen (Peau
d'orange): Umschriebe-
nes Lymphödem der
Haut bei Mammakarzi-
nom (nach *Hoeffken*
und *Lanyi* 1973)

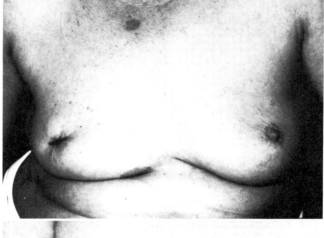

Abb. 3: Neuerdings auf-
getretene Mamillenre-
traktion rechts bei re-
tromamillären, szirrhö-
sem Karzinom

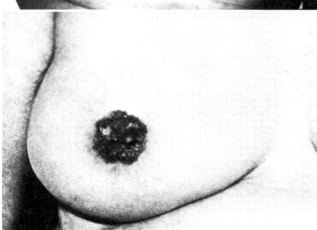

Abb. 4: Chronisches
Ekzem der Mamille. Hi-
stologisch: Paget-Karzi-
nom (nach *Hoeffken*
und *Lanyi* 1973)

Karzinom. — Nicht selten sieht man in der Klinik Fälle, bei denen trotz zweifelsfreiem Lokalbefund wertvolle Zeit mit Zusatzuntersuchungen vergeudet und der Therapiebeginn erheblich verzögert wurde.

Noch 1976 beobachteten *Schwaiger* und *Herfarth* bei 75 % ihrer Patientinnen mit Mammakarzinomen eine Pause von durchschnittlich acht Monaten zwischen Nachweis des Tumors und Therapiebeginn (*Schwaiger* und *Herfarth* 1979)!

b) Mammographie

Die neben Inspektion und Palpation aussagekräftigste Untersuchungsmethode, ohne die heute eine Diagnostik der vielfältigen Erkrankungen der Brustdrüse nicht mehr vorstellbar ist, ist die Röntgenuntersuchung des Drüsenkörpers, also die Mammographie. Wann ist sie indiziert? Sie ist angezeigt bei allen *unklaren* Tastbefunden der Brustdrüse, wie z. B. bei ausgeprägter fibrös-zystischer Mastopathie, in der isolierte Tumorknoten palpatorisch nicht differenziert werden können, bei sehr voluminösen Brustdrüsen, bei pathologischer Sekretion in Form einer Milchgangsdarstellung (Galaktographie) sowie auch im Rahmen der Vorsorgeuntersuchung. Nach den Empfehlungen der Deutschen Krebshilfe kann bei Frauen über 40 Jahren eine Mammographie bei den Vorsorgeuntersuchungen erfolgen, und zwar im allgemeinen alle zwei Jahre. Wird ein erhöhtes Brustkrebsrisiko vermutet — vor allem dann, wenn schon einmal ein Mammakarzinom behandelt wurde oder wenn, nach dem Ergebnis früher ausgeführter Probeexstirpationen, ein erhöhtes Malignitätsrisiko besteht —, so ist die Mammographie auch bei jüngeren Altersgruppen und in kürzeren Abständen zu veranlassen.

Gerechtfertigt ist außerdem eine sogenannte Basismammographie als einmalige Untersuchung vom 30. Lebensjahr an, die dann später zum Vergleich zur Verfügung steht. Das Risiko durch die Strahlenbelastung wird als gering veranschlagt (Deutsche Krebshilfe e. V. 1979). — Eine weitere Indikation zur Mammographie stellt der Wunsch der Patientin nach einer solchen Untersuchung dar. Schon aus forensischen Gründen sollte der Arzt diesem Begehren Folge leisten. Eine nicht unbeträchtliche Zahl von Haftpflichtansprüchen beruht darauf, daß die Diagnose eines Mammakarzinoms verzögert wurde, weil der Arzt die Durchführung einer von der Patientin gewünschten Mammographie versäumte. — Die Mammographie stellt sowohl an die apparative Ausstattung als auch an die Erfahrung des Röntgenologen gewisse Anforderungen. Unter optimalen Bedingungen können dabei Mammakarzinome entdeckt werden, die sich wegen ihres Sitzes, ihrer geringen Größe oder ihrer Konsistenz der Palpation entziehen. Jedoch sollte nicht außer acht gelassen werden, daß etwa 10 % aller Mammakarzinome aus verschiedenen Gründen bei der Mammographie nicht zur Darstellung kommen (*Beck* und *Bender* 1980). Somit darf auch dem negativen oder fraglichen Resultat einer — technisch vielleicht unvollkommenen — Röntgenaufnahme nicht mehr Bedeutung beigemessen werden als dem klinischen Befund. Für Patientin und Arzt kann sonst eine trügerische Sicherheit entstehen, wodurch sich der Therapiebeginn wochenlang verzögert. Bei eindeutigem Palpationsbefund ist die

Mammographie lediglich zum Ausschluß eines gleichzeitigen Karzinoms der kontralateralen Brustdrüse sinnvoll, mit dem in 1 bis 6,5 % der Fälle zu rechnen ist (*Schwaiger* und *Herfarth* 1979).

c) Zytologische Untersuchung

Die zytologische Untersuchung eines Sekretabstrichs bei pathologischer Sekretion sowie die Punktionszytologie bei unklarem Tast- oder Röntgenbefund können eine histologische Klärung erforderlich machen, falls tumorverdächtige Zellen gefunden werden. Bei negativem zytologischem Resultat ist jedoch ein Karzinom nicht auszuschließen. Die Punktion klinisch sicherer Karzinome ist zwecklos, da hierdurch lediglich Hämatome oder Infektionen entstehen können und das Ergebnis nichts an der Notwendigkeit der Probeexstirpation ändert.

d) Sonstige Untersuchungsverfahren

Im Unterschied zur Mammographie ist die *Thermographie*, die Temperaturdifferenzen der Hautoberfläche sichtbar macht, mit keinerlei Strahlenbelastung für die Patientin verbunden. Anscheinend ist das Verfahren jedoch wesentlich weniger aussagekräftig und erscheint lediglich als Screening-Methode in der Hand des Geübten sinnvoll. — Die sehr zeitaufwendige *Ultraschalluntersuchung* der Brustdrüse hat noch keinen Eingang in die Routinediagnostik gefunden.

Läßt sich trotz sorgfältiger Beurteilung des Lokalbefundes und trotz Einsatz der genannten Zusatzuntersuchungen nicht eindeutig feststellen, ob eine Probeexstirpation angezeigt ist, so besteht häufig die Möglichkeit, die Patientin in eine Spezialsprechstunde für Erkrankungen der Brustdrüse zu überweisen. Solche Sprechstunden gibt es bereits an zahlreichen Universitätskliniken und Schwerpunktkrankenhäusern.

2. Einweisung in die Klinik

Besteht der Verdacht auf ein Karzinom, so ist die histologische Klärung zu veranlassen. In den meisten Fällen wird es günstig sein, wenn der Hausarzt die Notwendigkeit der Brustamputation im Falle erwiesener Malignität mit der Patientin bespricht oder zumindest diese Möglichkeit in Erwägung zieht. Jedenfalls sollte er keine falschen Hoffnungen bezüglich brusterhaltender Operation wekken. Die lokale Tumorexstirpation, eventuell in Kombination mit Ausräumung der Axilla und einer Strahlentherapie, wird bisher nur an wenigen Zentren ausgeführt und auch dort nur dann, wenn besonders günstige Umstände zusammentreffen (*Thomsen* u. Mitarb. 1980). Ebensowenig kann die subkutane Mastektomie, bei der Brusthaut und Mamille erhalten bleiben, als Routinetherapie des invasiven Mammakarzinoms gelten (*Beller* und *Schnepper* 1981).

Wo soll die Probeexstirpation durchgeführt werden? Sie hat in derjenigen Klinik zu erfolgen, wo auch die Ablatio vorgenommen werden kann. Der verdächtige Tumor wird in Allgemeinanästhesie, wenn irgend möglich von einem kosmetisch günstigen Mamillenrandschnitt aus, in toto entfernt. Die vollständige Exstirpation gewährleistet die richtige histologische Diagnose sowie die prognostisch wichtige Größenbestimmung des Tumors. Eine Gewebsprobe sollte zur Untersuchung der Steroidrezeptoren asserviert werden. Nur bei Steroid-Rezeptorpositivem Karzinom ist die Hormontherapie — einschließlich der die Patientin erneut belastenden Ovarektomie — sinnvoll. Ist der Klinik ein pathologisches Institut angegliedert oder befindet sich ein solches in der Nähe, so wird im allgemeinen auch die Möglichkeit zur Schnellschnittuntersuchung gegeben sein.

Die Exstirpation von Mammatumoren in der Praxis empfiehlt sich nicht. Nach Infiltration des Drüsengewebes mit einem Lokalanästhetikum sind kleinere Veränderungen oft nicht mehr sicher aufzufinden. Größere Befunde lassen sich meist nicht vollständig entfernen. Die lokale Schnittführung (über dem Tumor) führt zu unschönen Narben bzw. erschwert oft die Umschneidung des Drüsenkörpers, wenn eine Ablatio erforderlich wird. Nicht zuletzt führt die ambulante Gewebesentnahme fast immer zu einer organisatorisch bedingten Verzögerung des Therapiebeginns. Dabei ist bekannt, daß eine Verschlechterung der Prognose eintritt, wenn zwischen Probeexstirpation und Ablatio mehr als fünf Tage vergehen (*Gregl* und *Thorwirth* 1967).

Falls die histologische Untersuchung ein Karzinom ergab, ist die Ablatio im allgemeinen unumgänglich. Als Standardoperation des invasiven Mammakarzinoms galt jahrzehntelang die *Halstedsche* Radikaloperation mit ihren Modifikationen, bei der die Brustdrüse en bloc mit der Pektoralismuskulatur sowie dem anhängenden axillären Fettgewebe entfernt wird. Die Folgen dieses radikalen Eingriffs sind entstellende Narben sowie nicht selten Funktionsstörungen und erhebliche Lymphödeme des Arms, die die Patientin mehr noch als ein Rezidiv belasten können (siehe Abb. 5). Zahlreiche Statistiken der vergangenen Jahre haben nun gezeigt, daß gleich gute Heilungsergebnisse auch mit reduzierter Radikalität erzielt werden können (*Patey* 1967). Solche reduzierten oder modifizierten Radikaloperationen umfassen im allgemeinen eine Mastektomie sowie die Ausräumung der Axilla bis zur Vena axillaris. Die Pektoralismuskulatur kann erhalten bleiben, da selbst fortgeschrittene Karzinome fast nie die Pektoralisfaszie infiltrieren. Das funktionelle und kosmetische Resultat ist akzeptabel (Abb. 6). Lymphödeme werden nur noch selten beobachtet (*Heidenreich* 1981). Eine weitere Verminderung der Radikalität (z. B. einfache Mastektomie) erscheint zur Zeit jedoch noch nicht gerechtfertigt (siehe auch die nachfolgenden Beiträge).

3. Nachbehandlung und Nachsorge

Noch während der stationären Behandlung wird die Frage geklärt werden, ob eine zusätzliche Behandlung in Form von Strahlentherapie, Chemotherapie oder

Hormontherapie erforderlich und sinnvoll ist (vgl. die nachfolgenden Beiträge).
Die Form der Nachbehandlung sollte nicht ausschließlich vom Stadium der
Erkrankung und weiteren morphologischen Befunden, sondern auch von individuellen Gesichtspunkten, z. B. vom Alter der Patientin, abhängig gemacht
werden. — Meistens wird sich der Hausarzt in diesem Punkt den Empfehlungen
der Klinik anschließen.

Die unumgänglichen Nachuntersuchungen — zunächst zwei Jahre lang alle drei
Monate, später alle sechs Monate — können durch den Hausarzt in Zusammenar-
beit mit der Klinik vorgenommen werden. Zweckmäßig ist hier eine gewisse
Arbeitsteilung bezüglich der im Rahmen der Nachsorge erforderlichen Maßnah-
men. Auch sollte zwischen Praxis und Klinik eine kontinuierliche, gegenseitige
Information über die Untersuchungsergebnisse erfolgen, damit eine lückenlose

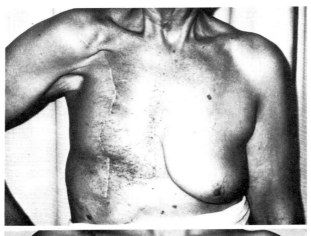

Abb. 5: Zustand nach ra-
dikaler Mastektomie
(*Halsted*) und postopera-
tiver Strahlentherapie

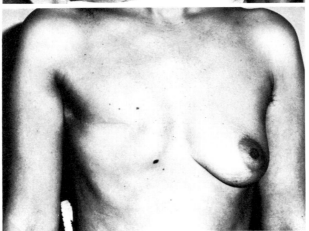

Abb. 6: Funktionell und
kosmetisch akzeptables
Resultat nach reduzier-
ter Radikaloperation
(Mastektomie und Aus-
räumung der Axilla)

Dokumentation aller Befunde gewährleistet ist. — In den ersten zwei Jahren sind besonders umfangreiche Untersuchungen erforderlich, da zwei Drittel der zu erwartenden Rezidive bzw. Fernmetastasen in diesem Zeitraum beobachtet werden (*Schwaiger* und *erfarth* (1979). Richtlinien für die Nachsorge sind in Tab. 1 zusammengestellt.

Eine echte hausärztliche Aufgabe stellt die psychologische Führung sowie schließlich die soziale Rehabilitation dar. Das ganze Ausmaß der Lebensbedrohung durch die Krebskrankheit sowie des Organverlusts wird den betroffen Frauen im allgemeinen erst nach Entlassung aus der Klinik bewußt. Depressive Reaktionen, die gelegentlich sogar eine medikamentöse Behandlung erforderlich machen, sind nicht selten. Für manche Frauen — aber nicht für alle — ist die Teilnahme an Selbsthilfegruppen sinnvoll. — Der Arzt sollte sein Augenmerk aber auch auf die Familie der Patientin, insbesondere den Ehemann, richten. Eine optimistische Einstellung des Ehemannes dürfte erheblich zur psychischen Stabilisierung der Patientin beitragen. Wichtig erscheint auch eine optimale prothetische Versorgung. Daneben werden in Fachgeschäften Spezialbüstenhalter, Badeanzüge und sonstige modische Artikel angeboten, die gerade bei jüngeren Frauen zu einer nicht unbeträchtlichen Steigerung des Selbstwertgefühls und zu einer rascheren Normalisierung ihres Lebens beitragen können. — Gefördert wird die Rehabilitation schließlich auch durch Nachkuren im Anschluß an die Primärtherapie, wie sie von den Arbeitsgemeinschaften für Krebsbekämpfung in den Bundesländern vermittelt werden.

Diagnostik und Therapie des Mammakarzinoms erscheinen somit nur bei oberflächlicher Betrachtung als Domäne des Klinikers. Vor und nach der stationären Behandlung kann der Krankheitsverlauf durch Mitwirkung des Allgemeinarztes unter Umständen entscheidend beeinflußt werden.

Tab. 1: Richtlinien für die Nachsorge während der ersten beiden Jahre bei klinisch rezidivfreien Patientinnen

alle 3 Monate:	**zusätzlich** alle 6 Monate:	**zusätzlich** alle 12 Monate:
klinische Untersuchung Lokalbefund kontralaterale Mamma Wirbelsäule Leber	Röntgenuntersuchung des Thorax und des Skelettsystems, Skelettszintigraphie, Leberszintigraphie, Lebersonographie	Mammographie gynäkologische Untersuchung
Laboruntersuchungen BKS, Blutbild Transaminasen, alk. Phosphatase, Calcium, CEA		

Literatur

1. *Beck, L.*, und *Bender, H. G.:* Qualitätssicherung in der Mammographie, in: Problematik der Qualitätssicherung in der Gynäkologie. Nürnberger Symposion 27.−29. 6. 1980 (*Stark, G.*, Hrsg.) Gräfeling o. J.

2. *Beller, F. K.*, und *Schnepper, E.:* Konservative Primäroperation des Mammakarzinoms. Dtsch. med. Wschr. 106, 329 (1981)

3. Deutsche Krebshilfe e. V.: Empfehlungen zum Einsatz der Mammographie bei der Früherkennung des Brustkrebses. Gynäkologe 12, 196 (1979)

4. *Feinleib, M.*, and *Garrison, R. J.:* Interpretation of the vital statistic of breast cancer. Cancer 24, 1109 (1969)

5. *Gregl, A.*, und *Thorwirth, V.:* Die Bedeutung der Biopsie für die Prognose des Mammakarzinoms. Dtsch. med. Wschr. 92, 2160 (1967)

6. *Heidenreich, W.:* Die operative Therapie des Mammakarzinoms und seiner Vorstadien. Med. Klin. 76, 703 (1981)

7. *Hoeffken, W.*, und *Lanyi, M.:* Röntgenuntersuchung der Brust. Georg Thieme Verlag, Stuttgart 1973

8. *Maass, H.*, *Trams, G.*, und *Sachs, H.:* Das Mammakarzinom. Epidemiologie und Endokrinologie. Gynäkologe 3, 2 (1970)

9. *Maass, H.*, und *Sachs, H.:* Epidemiologie des Mammacarcinoms. Internist (Berl.) 13, 326 (1972)

10. *Patey, D. H.:* A review of 146 cases of carcinoma of the breast operated on between 1930 and 1943. Brit. J. Cancer 21, 260 (1967)

11. *Schwaiger, M.*, und *Herfarth, Ch.:* Erkrankungen der Brustdrüse. In: *Döderlein, G.*, und *Wulf, K.-H.*, Herausgeber: Klinik der Frauenheilkunde und Geburtshilfe. München, Wien, Baltimore 1979

12. *Thomsen, K.*, *Stegner, H.-E.*, und *Frischbier, H.-J.:* Grundlagen und Grenzen der brusterhaltenden Therapie kleiner Mammakarzinome. Gynäkologe 13, 56 (1980)

13. *Wagner, G.:* Die Epidemiologie des Krebses — Aktueller Stand (2). Der Arzt im Krankenhaus 4, 235 (1982)

Pathologische Anatomie

H. Schulz

Häufigkeit und Vorkommen

Das Karzinom der Brustdrüse ist das häufigste maligne Neoplasma der Frau. Jährlich werden 65 000 Fälle neu entdeckt, und rund 25 000 Frauen sterben an dieser Erkrankung. Jede 16. Frau hat das Risiko, an Brustkrebs zu erkranken. Nur etwa 1 % der Mammakarzinome entfällt auf Männer.

Die Diagnosestellung erfolgt meist kurz vor, während oder nach der Menopause, jedoch ist in den letzten Jahren eine Zunahme der Erkrankungen auch bei jüngeren Patientinnen zu registrieren.

Lokalisation

Mehr als die Hälfte der Brustdrüsenkrebse sind im äußeren oberen Quadranten lokalisiert. Es folgen der zentrale submammilläre Drüsenanteil und der innere obere Quadrant. Etwa 10 % der Mammakarzinome entstehen synchron in beiden Brustdrüsen. Viel häufiger aber treten asynchron, nach einem oft mehrjährigen Intervall, Zweitkrebse in der kontralateralen Brustdrüse auf.

Makroskopisches Bild

Das typische Mammakarzinom stellt sich makroskopisch und klinisch als sehr harter, nicht elastischer Knoten dar, der sich nur schwer verschieben und nicht deutlich abgrenzen läßt. Bei entsprechender Größe wächst es in die Haut ein, die dann fest und unverschieblich am Tumor haftet. Es entwickelt sich das Bild der sogenannten Apfelsinenhaut. Weit vorgeschrittene Mammakarzinome exulzerieren sekundär in der Epidermis. Beim Einschneiden sind die Schnittflächen meist markig, grau-weiß. Szirrhöse Karzinome sind bretthart und zeigen unscharf begrenzte strahlenförmige Ausläufer in das umgebende Fett- und Bindegewebe.

Verhärtungen im Brustgewebe entstehen differentialdiagnostisch aber auch durch Mammazysten, da diese meist unter einem erheblichen Innendruck stehen. Auch die Mastitis sowie xanthöse, das heißt verfettende und schaumzellige Reaktionen im Fettgewebe der Mamma, nach vorausgegangenen Traumen und operativen Eingriffen erzeugen umschriebene Verhärtungen in der Brust, die differentialdiagnostisch palpatorisch schwer von karzinomatösen Tumorinfiltraten zu unterscheiden sind.

Mehr als 90 % der Mammakarzinome entwickeln sich aus dem Milchgang-system, und weniger als 10 % werden von den Drüsenläppchen abgeleitet. Daher unterscheidet man zweckmäßigerweise und nach den Empfehlungen der WHO zwischen Milchgangskarzinomen, den *duktulären* Karzinomen, und den Karzino-men der Drüsenläppchen, den *lobulären* Karzinomen.

Sowohl bei duktulären als auch bei den lobulären Mammakarzinomen wird dann weiter unterschieden zwischen nicht-invasiven, »non infiltrating« Karzino-men, und invasiven oder infiltrierend gewachsenen Tumorformen. Der histomor-phologische Tumortyp hat im allgemeinen nur einen relativ geringen Einfluß auf die Prognose. Überdies zeigen einige Mammakarzinome auch unterschiedliche Gewebsmuster.

Mikroskopisches Bild

Etwa 80 % der Mammakarzinome sind histologisch undifferenzierte invasive duktale Karzinome, meist solide oder szirrhöse Karzinome. In *soliden* Mamma-karzinomen stehen epitheliale Tumorzellen und Stroma in etwa gleichem Mengen-verhältnis zueinander. In *szirrhösen* Karzinomen sind die Tumorzellen meist gänsemarschartig formiert, und das sehr faserreiche bindegewebige Stroma dominiert. Medulläre Karzinome bestehen fast ausschließlich aus epithelialen Tumorzellen, sind makroskopisch sehr weich und neigen zu ausgedehnten Karzi-nomnekrosen. Intraduktale Komedo-Karzinome und Komedo-Karzinome vom invasiven Typ zeigen makroskopisch auf den Schnittflächen ausdrückbare Pfröpfe. Histologisch sind die Drüsenlichtungen erweitert und mit polymorphen epithelialen Tumorzellen ausgefüllt, die zentral meist nekrotisieren und dann Kalkbröckelchen aufweisen. Typische Gallert-Karzinome lassen sich makrosko-pisch an den schleimigen Gallertmassen erkennen.

Gallertkrebse mit hoher Gewebsreife metastasieren seltener als das Gros der Mammakarzinome. Papilläre Milchgangs-Karzinome weisen im Gegensatz zum Komedo-Karzinom meist keine zentralen Nekrosen auf. Cribriforme Karzinome nennen wir solche Tumortypen, die durch ein siebartiges Drüsenmuster charakte-risiert sind.

Unter dem *Paget*-Karzinom verstehen wir heute ein von den submamillären Milchgängen ausgehendes duktuläres Karzinom mit Ausbreitung in die Epidermis der Mamille und der Ariola mammae.

Mammographisches Bild

Der mammographische und pathologisch-histologische Nachweis von Mikro-kalzifikationen in der Brustdrüse sollte allgemein für die Diagnose des Mamma-karzinoms nicht überbewertet werden. Mikrokalzifikationen finden sich häufig auch als Ausdruck einer Sekretstauung in einfachen fibrös-zystischen Mastopathien, die mit einem Karzinom oder mit präkanzerösen Veränderungen überhaupt nichts zu tun haben. Hilfreich für die Karzinom-Diagnose sind dagegen das mammographische Muster sowie die Verteilung und Dichte der Mikrokalzifikationen.

Es gibt *gruppierte*, nahezu karzinomspezifische Mikrokalzifikationen. Nach umfangreichen mammographischen Erfahrungen haben Kalkabscheidungen in Mammakarzinomen ein besonderes Muster und imponieren »wie ein mit dem Hammer geschlagener Stein«. Kleinste Verkalkungen, sogenannte Mikrokalzifikationen, kommen häufig in soliden und szirrhösen Karzinomen vor. Grobgranuläre Verkalkungen mit einem mittleren Durchmesser von 1,5 mm sieht man in Komedo-Karzinomen. Ein exakter histologischer Nachweis der Verkalkungen gelingt nach röntgenologischer Kontrolle des Exzidates und Kennzeichnung der entsprechenden Stelle. Nur in etwa 30 bis 50 % der Mammakarzinome finden sich Mikrokalzifikationen.

Ausblick

Für die Prognose und für das weitere therapeutische Vorgehen ist es nicht nur wichtig, daß der Pathologe dem behandelnden Arzt genaue Auskünfte über den histologischen Typ und die genaue Größe des Primär-Tumors gibt, entscheidend ist auch die Frage, ob die regionalen Lymphknoten Karzinom-Metastasen enthalten. Aufgrund neuer epikritischer Erfahrungen zählen und untersuchen wir histologisch heute *alle* Lymphknoten, die zur Beurteilung übersandt werden. Wenn mehr als vier regionale Lymphknoten von Karzinomgewebe befallen sind, ist die allgemeine Prognose erheblich eingeschränkt, und dieser Befund erfordert eine unmittelbar an die Operation anzuschließende Polychemotherapie. Vor allem bei Tumoren im oberen äußeren Quadranten sind die axillären Lymphknoten befallen. Etwa 47 % der Fälle weisen bei der Operation bereits Lymphknoten-Metastasen auf. Es folgen die Lymphknoten im unteren Halsbereich, die supra- und intraklavikulären Lymphknoten, die interkostalen und retrosternalen Lymphknoten und schließlich die mediastinalen Lymphknoten, die primär bei atypischer Lokalisation des Primär-Tumors, z. B. im inneren Quadranten, befallen sein können. Fern-Metastasen werden am häufigsten in den Lungen und in der Pleura, in der Leber und im Skelettsystem beobachtet.

Die Fünf-Jahres-Überlebenschance liegt bei behandelten Fällen ohne Lymph-knoten-Metastasen bei 80 %, bei behandelten Fällen mit Lymphknoten-Metastasen jedoch nur bei 50 %.

Aus all diesen praktischen Erfahrungen kann nur die möglichst frühe Erkennung des Mammakarzinoms gefolgert und gefordert werden. Die möglichst frühe Diagnose des Mammakarzinoms ist die wirksamste Maßnahme für die Behandlung. Auch angesichts der Fortschritte in den therapeutischen Möglichkeiten hat die einfache Regel der Tumor-Pathologie ihre Gültigkeit behalten: Je kleiner der Primär-Tumor, desto seltener Metastasen und desto besser die Lebenserwartung.

Literatur

1. *Bässler, R.:* Pathologie der Brustdrüse, Spezielle pathologische Anatomie, Band 11. Herausgegeben von *Doerr, W., Seifert, G.,* und *Uehlinger, E.* Springer Verlag, Berlin, Heidelberg, New York 1978

2. *Mc Divitt, R. W., Stewart, F. W.,* and *Berg, J. W.:* Tumors of the Breast. Atlas of Tumor Pathology. Second Series, Fascicle 2, Armed Forces Institute of Pathology, Washington 1968

3. *Haagensen, C. D.:* Diseases of the breast. W. B. Saunders Co., 2nd ed. Philadelphia, London, Toronto 1971

4. *Holzner, J. H.:* Brustdrüse. In: Spezielle Pathologie, Bd. 2, *F. Büchner,* herausgegeben von *Grundmann, E.* Urban & Schwarzenberg, München, Berlin, Wien 1975, S. 677–697

5. *Scarff, R. W.,* and *Torloni, H.:* Histological Typing of Breast Tumours. International Histological Classification of Tumours, No. 2. World Health Organisation, Geneva 1968.

Die primäre operative Therapie

B. Stallkamp

Einführung

Die chirurgische Therapie des Mammakarzinoms steht wie jede andere Karzinomchirurgie unter der Maxime der radikalen Tumorausrottung. Aber vielleicht mehr als bei anderen Tumorformen gilt es beim Brustkrebs, den Kaufpreis für die Gesundheit möglichst niedrig zu halten, das heißt das hochgesteckte Ziel der Heilung mit einem möglichst kleinen psychologischen und ästhetischen Opfer zu erreichen. Dies in Einklang zu bringen ist problematisch und prägt die seit Jahren anhaltende und mit wachsender Unsicherheit geführte Diskussion um das beste Behandlungskonzept.

»Historischer Rückblick«

Die Grundprinzipien in der Behandlung des Mammakarzinoms gehen auf die von *Halsted* (1894) und *Rotter* (1895) angegebene Operationsmethode zurück, die über Jahrzehnte hinweg für Generationen von Chirurgen Maßstab und Leitlinie war. Bis zum Ende des vorigen Jahrhunderts waren die Ergebnisse der Mammachirurgie extrem schlecht. So lag in der Klinik von *Billroth* die Rezidivrate bei 85 % und nur 4,7 % der Operierten überlebten drei Jahre (12,35).

Halsted ging davon aus, daß sich ein Tumor kontinuierlich in die Nachbarschaft ausbreite, und daß die vollständige Entfernung am besten durch eine en-bloc-Resektion mit Lymphbahnen und Lymphknoten zu erreichen sei. Für den Brustkrebs bedeutete dies, daß neben dem Fett- und Drüsenkörper auch die Pektoralismuskulatur und das gesamte Fett-, Drüsen- und Bindegewebe der Axilla zu entfernen war. Bestrahlung, Chemo- und Hormontherapie waren noch unbekannt, und das Zurücklassen auch nur eines karzinomatös befallenen Lymphknotens war gleichbedeutend mit dem sicheren Mißerfolg der Therapie. Diese Tatsache führte später zu noch radikaleren Operationsmethoden mit Entfernung der supraklavikulären und der intrathorakalen Lymphknoten des Mammaria-interna-Stranges, ohne daß sich diese supraradikalen Verfahren haben durchsetzen können (37,43).

Die Ergebnisse der *Halsted*schen Operation waren insgesamt durchaus akzeptabel. Die Prinzipien dieser Operation wurden erst unter dem Eindruck neuerer onkologischer Erkenntnisse hinsichtlich der Tumorausbreitung, einer Änderung der Klinik des Mammakarzinoms und der Entwicklung adjuvanter Therapiemethoden in Frage gestellt mit der Folge, daß viele Chirurgen die Operation nach *Rotter-Halsted* zugunsten weniger radikaler Maßnahmen aufgegeben haben. Anlaß für diesen Gesinnungswandel waren:

 1. Die Erkenntnis, daß über Erfolg oder Mißerfolg weniger die Art der Operation
    als vielmehr die Größe des Tumors bzw. das Ausmaß der Metastasierung, das
    heißt das Tumorstadium zu Beginn der Behandlung entscheidet. Ein positiver
    Lymphknotenbefall läßt die Zehn-Jahres-Überlebensrate von etwa 75 %
    teilweise bis unter 20 % fallen (13, 23). Der Nachweis von mehr als drei
    Lymphknotenmetastasen in der Axilla verschlechtert die Prognose bereits
    deutlich (9).
 2. Die veränderte Klinik des Mammakarzinoms. Die Frauen kommen heute
    wesentlich früher zur Operation, zu 60 bis 85 % schon im Stadium I oder II und
    mit einem Primärtumor von durchschnittlich 2 cm Durchmesser (23, 25, 39).
    Ausgedehnte exophytische oder exulzerierte Karzinome sehen wir nur noch
    extrem selten, während solche Befunde früher eher die Regel waren. Aber
    auch heute hat die Therapie aufgrund des fortgeschrittenen Tumorstadiums in
    etwa 25 bis 30 % der Fälle nur noch palliativen Charakter.
 3. Die zunehmenden Erfolge der Strahlenbehandlung sowie der Chemo- und
    endokrinen Therapie (19, 36, 38, 41).

So suchte man nach Alternativen der *Halsted*schen Operation mit der Maßgabe
gleicher Überlebenschancen, verbunden mit mehr Lebensqualität. Die geringere
Radikalität einer »modifizierten radikalen Mastektomie« (unter anderem nach
McWhirter, Patey, Madden) macht aber die Nachbestrahlung obligat, während
sich die Ergebnisse der *Halsted*schen Operation durch eine Bestrahlung wahrscheinlich nicht verbessern lassen (18).
Vergleichende Nachuntersuchungen zahlreicher und zum Teil großer Patientenkollektive in Europa und den USA lassen erkennen, daß mit den eingeschränk-
ten Operationsverfahren eine etwa gleich gute Fünf- und Zehn-Jahres-Überlebensrate bei wesentlich besseren kosmetischen Ergebnissen zu erzielen ist (4, 7,
15).
Die Diskussion geht derzeit über die Frage der radikalen oder modifizierten
Mastektomie hinaus. Studien über die brusterhaltende Operation und die Quadrantenresektion, die unter anderem von *Atkins, Rissanen* und *Holsti* stammen,
zeigen noch unterschiedliche Ergebnisse.

Die chirurgischen Grundprinzipien

Das Spektrum der möglichen Operationen umfaßt heute folgende wesentliche
Verfahren:

 1. Die klassische, radikale Mastektomie nach *Rotter-Halsted* mit Entfernung des
    großen und kleinen Brustmuskels und radikaler Ausräumung der Axilla

2. Die modifizierte radikale Mastektomie mit Ausräumung der Axilla, aber unter Belassung der Pektoralismuskulatur
3. Die Tumorektomie oder Quadrantenresektion.

Außer bei der Radikaloperation ist eine Nachbestrahlung mehr oder weniger obligat.

Der Therapieplan sollte heute, wenn auch unter dem Primat der Heilung und nicht der Kosmetik, eine Überbehandlung und eine überflüssige Verstümmelung vermeiden.

Dies macht die Abwendung von einem allzu starren Therapieschema zugunsten einer möglichst stadiengerechten Chirurgie erforderlich, die ihrerseits eine vergleichbare Stadieneinteilung voraussetzt.

Diese sollte sich heute trotz gewisser Probleme an dem TNM-System orientieren (Tab. 2), auf dessen Basis die Einteilung in vier Stadien erfolgt (Tab. 3). Die Tumorstadien T_1 und T_2 finden wir relativ häufig, T_4-Stadien nur noch selten (1). Lymphknotenmetastasen werden etwa bei 50 % der Operierten erwartet, Fernmetastasen in etwa 1 % der Fälle. Erste Lymphknotenstation ist generell die zentrale Lymphknotengruppe der gleichseitigen Axilla (14).

Tab. 2: TNM-Schema der Mamma mit Ausnahme des Morbus *Paget* (nach *R. Pichlmayr* und *B. Grotelüschen*)

T	**Primärtumor**	**N**	**Regionale Lymphknoten**
T_0	Kein Primärtumor nachweisbar	N_0	Keine palpablen homolateralen Axilla-
T_1	Der Tumor mißt in seiner größten Aus-		lymphknoten
	dehnung höchstens 2 cm, die Haut ist	N_1	Bewegliche homolaterale Axillalymph-
	nicht befallen, die Brustwarze ist nicht		knoten
	eingezogen. Keine Fixierung am Brust-	N_2	Homolaterale Axillalymphknoten, die un-
	muskel oder an der Brustwand		tereinander oder an anderen Strukturen
T_2	Der Tumor mißt in seiner größten Aus-		fixiert sind
	dehnung zwischen 2 und 5 cm, oder ist	N_3	Homolaterale supra- oder intraklavikulä-
	nur band- oder grübchenförmig mit der		re Lymphknoten beweglich oder fixiert
	Haut fixiert, oder zieht die Brustwarze		oder Ödem des Armes
	ein. Keine Fixierung am Brustmuskel		
	oder an der Brustwand		
T_3	Der Tumor mißt in seiner größten Aus-		
	dehnung zwischen 5 und 10 cm, oder ist	**M**	**Fernmetastasen**
	vollständig an der Haut fixiert, oder zeigt	M_0	Keine Fernmetastasen nachweisbar
	Orangenhaut im Tumorbereich, oder ist	M_1	Fernmetastasen vorhanden
	am Brustmuskel fixiert. Keine Fixierung		a) Hautbefall außerhalb der Mamma
	an der Brustwand		b) Befall der kontralateralen Lymphkno-
T_4	Der Tumor mißt in seiner größten Aus-		ten oder Mamma
	dehnung mehr als 10 cm oder äußert		c) klinisch oder röntgenologisch nach-
	sich als »Orangenhaut« unabhängig		weisbare Fernmetastasen (Lungen,
	vom Tumor (jedoch nicht außerhalb der		Pleura, Skelett usw.)
	Mamma), oder ist an der Brustwand fi-		
	xiert		

Jeder ablativen Maßnahme muß eine histologische Sicherung des Karzinoms vorausgehen. Ausnahmen sind nur zulässig bei Befall der gesamten Mamma, bei exulzerierten Karzinomen, bei absolut zweifelsfreier Zytodiagnostik und bei schlechtem Allgemeinbefinden zur Verkürzung der Narkosezeit.

Tab. 3: Stadieneinteilung des Mammakarzinoms

Stadium I:	T_1-T_2, N_0, M_0
Stadium II:	T_1-T_2, N_1, M_0
Stadium III:	T_1-T_2, N_2-N_3, M_0
	T_3-T_4, N_0-N_3, M_0
Stadium IV:	T_1-T_4, N_0-N_3, M_1

Die Probeexzision

Die Indikation zur Probeexzision ergibt sich bei allen tastbaren Tumoren, die klinisch, mammographisch oder zytologisch nicht sicher benigne sind oder unabhängig davon zu einer Verunsicherung der Patientin geführt haben. Dazu zählen auch tastbare Knoten, die röntgenologisch nicht nachweisbar sind, und solche Prozesse, die ausschließlich mammographisch suspekt sind. Die Karzinomwahrscheinlichkeit bei Mikrokalzifikaten, die sich bekanntlich bei Dysplasien und Karzinomen finden lassen, liegt teilweise bei über 30 % (33). Die Probeexzision sollte stationär und in Narkose vorgenommen werden. Die Schnittführung (Abb. 7) bevorzugt den Mamillenrand oder verläuft parallel dazu, sollte möglichst nicht radiär erfolgen, aber im Hautinzisionsbereich einer eventuell notwendigen Mastektomie liegen.

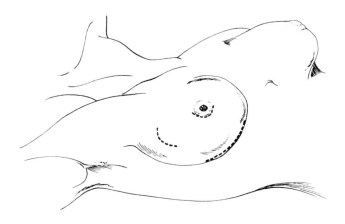

Abb. 7: Schnittführung bei der Probeexzision (nach *L. Koslowski* und *J. Durst*)

Der Knoten muß makroskopisch im Gesunden entfernt werden, und bei unmittelbar subkutanen Tumoren ist auch die darüberliegende Haut mit zu exzidieren. Nicht tastbare Tumoren erfordern eine intraoperative Röntgenkontrolle des Präparates zur Bestätigung, daß die richtige Stelle exstirpiert worden ist. Das Verhältnis von Probeexzisionen zu nachgewiesenen Karzinomen lag von 1977−1981 in unserer Klinik bei 3:1.

Die Operation

Nach histologischer Sicherung des Karzinoms im Schnellschnittverfahren wird die Operation in gleicher Narkose fortgesetzt. Im Stadium I und II bevorzugen wir eine modifizierte radikale Mastektomie mit Ausräumung der Axilla unter Erhaltung der Pektoralismuskulatur. Wir gehen dabei von einem querovalären Schnitt aus, der gegenüber Längsschnitten zu wesentlich besseren kosmetischen Ergebnissen führt (Abb. 8). Die amputierte Mamma kann später durch eine externe Brustprothese ersetzt werden, ohne daß eine Deformität oder Narbe sichtbar ist.

Der klassische Längsschnitt ist nur gelegentlich bei Tumoren in den inneren Quadranten notwendig. Die Achselhöhle wird bis zum Unterrand der V. axillaris von sämtlichem Fett-, Drüsen- und Bindegewebe befreit und die Pektoralisfaszie mit entfernt. Die Hautwunde läßt sich in der Regel problemlos verschließen. Ein Lymphödem beobachten wir sehr selten, und auch dann nur in geringem Ausmaß. Alle nach dieser Methode operierten Patienten sollten sich einer Nachbestrahlung unterziehen, obwohl dies für das Stadium I nicht von allen Autoren als obligat angesehen wird (13,39).

Die Untersuchungen von *Haagensen* lassen im Vergleich mit der übrigen Literatur erkennen, daß die radikale Mastektomie nach *Rotter-Halsted* auch im

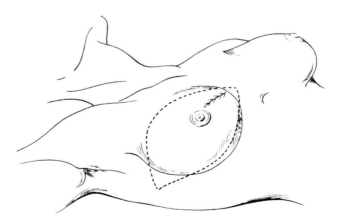

Abb. 8: Quere Umschneidung der Mamma (nach *L. Koslowski* und *J. Durst*)

Stadium A (der Columbia-Klassifikation) ohne Anwendung adjuvanter Therapien in bezug auf die Zehn-Jahres-Überlebensrate und die lokale Rezidivquote das eindeutig beste operative Verfahren darstellt. Nur in Kombination mit einer modernen Strahlentherapie lassen sich durch weniger radikale Operationsverfahren gleich gute und vielleicht auch bessere Ergebnisse erzielen. Eine ausschließliche Tumorektomie oder Quadrantenresektion ist auch im Stadium I zur Zeit nicht vertretbar. Andererseits stellt die klassische Radikaloperation nach unserem heutigen Wissen eine Übertherapie dar.

Im Stadium III, das heißt ab Tumorgröße T_3 bzw. Lymphknotenstadium N_2, wird vielfach eine radikale Mastektomie empfohlen (42), wenngleich u. a. die Untersuchungen von *Baker* u. Mitarb. auch für dieses Stadium bezüglich der Fünf-Jahres-Überlebensrate keine signifikanten Unterschiede zwischen radikaler und modifizierter Mastektomie erkennen lassen. Auf jeden Fall muß bei einer Infiltration des Pektoralismuskels dieser mitentfernt werden (17). Wir beschränken uns in der Regel auf diese Maßnahme, da in diesem Tumorstadium die Chirurgie praktisch nur noch palliativen Charakter hat. Eine Exzision des Tumors aus dem Muskel ist wegen der in und hinter dem Muskel verlaufenden Lymphgefäße unzureichend. Andernfalls muß man mit einer hohen Rate an Lokalrezidiven rechnen.

Im Stadium IV nur noch palliative Maßnahmen

Im Stadium IV sind nur noch palliative Maßnahmen angezeigt, meist in Form einer einfachen Mastektomie, gegebenenfalls in Kombination mit der Entfernung größerer Lymphknotenpakete aus der Axilla, aber ohne eigentlich konsequente Ausräumung der Achselhöhle. Die Prognose quo ad vitam ist in diesen Fällen chirurgisch nicht mehr zu beeinflussen.

Als inoperabel anzusehen ist ein Mammakarzinom bei ausgeprägter Lymphangiosis carcinomatosa der Haut, bei Infiltrationen der Thoraxwand, bei generalisierter Metastasierung oder allgemeiner Inoperabilität. Die primäre Radiatio stellt dann vielfach die Therapie der Wahl dar.

Mammakarzinom inoperabel

Dieses Konzept entspricht im wesentlichen einer schematischen, weniger einer stadiengerechten Mammachirurgie, die daran scheitert, daß eine sichere präoperative Stadiendiagnostik nicht möglich ist. Dazu müssen vielmehr die Axillalymphknoten histologisch untersucht werden. Die Entscheidung über das Ausmaß der Operation wird deshalb in Unkenntnis des Stadiums und somit schematisch getroffen. Ob durch eine intraoperative Stadiendiagnostik mit Exstirpation der Axillalymphknoten und histologischer Schnellschnittuntersuchung oder auch mit regulärer histologischer Diagnostik und dann zweizeitigem Vorgehen das Problem einer Lösung zugeführt werden kann, muß die Zukunft zeigen.

Die Präkanzerosen

Ein weiteres wichtiges Problem stellen die Präkanzerosen dar (Abb. 9 und 10). Dazu zählen atypische Gangproliferationen z. B. im Rahmen der Mastopathie, das sogenannte Carcinoma lobulare in situ und papilläre Gangproliferationen. Die Mastopathie stellt keine eigentliche Präkanzerose dar. Es sind drei Formen zu unterscheiden, wobei das Stadium I (einfache Mastopathie ohne Epithelproliferationen) und das Stadium II (Mastopathie mit Epithelproliferationen, aber ohne Zellatypien) keinerlei erhöhtes Entartungsrisiko darstellen. Nur die proliferierende Mastopathie (Stadium III) birgt die Gefahr späterer Karzinomentwicklung in sich, wobei es sich nach *Stegner* aber nicht um ein Vorstadium im Sinne der

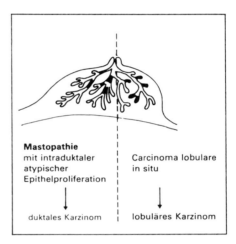

Abb. 9: Topik präkanzeröser Veränderungen — solide Proliferationen (nach R. *Siewert* und Mitarbeiter)

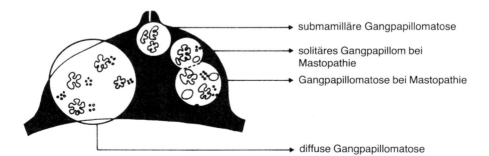

Abb. 10: Topik papillärer Gangproliferationen (nach *R. Siewert* und Mitarbeiter)

formalen Karzinogenese handelt, sondern um einen Prädispositionsfaktor (20).
Das Entartungsrisiko erscheint insgesamt aber als relativ gering (Tab. 4). Masto-
pathieformen mit gesteigert atypischen Epithelproliferationen entsprechen einem
nicht infiltrierenden Karzinom (Carcinoma in situ) und sind entsprechend zu
behandeln.

Der Nachweis einer Mastopathie I oder II erfordert keine weiteren Maßnahmen. Bei einer Mastopathie III wird vielfach eine subkutane Mastektomie
diskutiert oder empfohlen (8, 10, 39). Als Karzinomprophylaxe ist dieses Verfahren aber insuffizient (von Komplikationen und anderen Unzulänglichkeiten
abgesehen), so daß wir auch bei der Mastopathie III sorgfältige klinische und
röntgenologische Kontrollen vorziehen.

Die papillären Gangproliferationen lassen sich hinsichtlich ihrer Dignität
histologisch nur schwer einordnen. Das Entartungsrisiko wird aber mit Ausnahme
der diffusen Gangpapillomatose als relativ gering angesehen (39).

Tab. 4: Krebsrisiko bei Mastopathie (nach *R.-R. Olbrisch*)

Mastopathie	Risiko
Mastopathie I	0,8
Mastopathie II	2,4
Mastopathie III	3,0
allgemeines Mamma-Krebsrisiko	1,0

Carcinoma in situ

Bei präinvasiven Tumorstadien und sogenannten Präkanzerosen sollte die
Entscheidung über das chirurgische Vorgehen erst nach Eingang der regulären
Paraffinschnitthistologie festgelegt werden. Bei der proliferativen Mastopathie
und der Gangpapillomatose beschränken wir uns auf kurzfristige Kontrollen und
verzichten auf jede weitere chirurgische Maßnahme. Anders beim Carcinoma in
situ, das in jedem Alter — schon vor dem 20. Lebensjahr — vorkommen kann.
Hier ist eine lokale Exzision nicht ausreichend, da die Erkrankung in hohem
Prozentsatz multizentrisch auftritt. Das Carcinoma in situ sollte deshalb wie ein
Stadium-I-Karzinom mit modifizierter radikaler Mastektomie behandelt werden,
wobei die Frage der Nachbestrahlung für den Einzelfall offen bleiben soll (5).
Selbst bei diesem Vorgehen sahen amerikanische Autoren eine Fünf-Jahres-
Überlebensrate von 76 % und eine Rezidivquote von immerhin 8 % (34). Der
verschiedentlich empfohlenen kontralateralen Probeexstirpation stehe ich ableh-
nend gegenüber, da die »blinde« Operation nur unsichere Ergebnisse bringen
kann. die weitere röntgenologische Diagnostik aber sehr erschwert.

Wieder anders zu bewerten ist das Carcinoma lobulare in situ mit Proliferationen der kleinen intralobulären Gänge. Das Entartungsrisiko liegt bei etwa 30 %. Bei dieser Tumorform ergeben auch die alleinige, aber großzügige Probeexzision oder die Quadrantenresektion gute Behandlungsergebnisse (5). Nur bei multiplen Herden oder gesteigerten Atypien ist eine einfache Mastektomie angezeigt. Zu beachten ist insbesondere, daß das Carcinoma in situ und das Carcinoma lobulare in situ unterschiedlich zu therapieren sind. Die subkutane Mastektomie wird von uns im Rahmen der Karzinomchirurgie nicht durchgeführt.

Die Nachsorge

Die chirurgische Behandlung ist ohne Nachbehandlung bzw. Nachsorge unvollständig. In den ersten drei Jahren sind vierteljährliche Kontrollen, später halbjährliche und ab dem fünften Jahr jährlich *Kontrolluntersuchungen* angezeigt. Die zunehmenden Abstände sind dadurch gerechtfertigt, daß lokale und regionale Rezidive in hohem Prozentsatz bis zum zweiten Jahr post operationem auftreten. Neben der klinischen Untersuchung sind jeweils *Röntgenuntersuchungen* der Lunge und entsprechende *Laboruntersuchungen* angezeigt. Darüber hinaus sollten in etwa halbjährlichen Abständen ein *Knochenszintigramm* und jährlich eine *Mammographie* durchgeführt werden. Zu ergänzen ist dieses Programm gegebenenfalls noch durch eine *szintigraphische* oder *computertomographische Untersuchung der Leber.*

Die Prognose

Es ist sehr schwer präzise anzugeben, welche Ergebnisse sich mit dem hier skizzierten Therapieschema erzielen lassen. Wenn man die verschiedensten miteinander nur sehr schwer vergleichbaren Statistiken zusammenfaßt, entsteht der Eindruck, daß die Fünf-Jahres-Überlebensrate insgesamt bei etwa 60 %, ohne Lymphknotenmetastasen bei 50 %, im Stadium I bei 80 bis 95% und bei den präinvasiven Karzinomen bei 90 bis 100 % liegt. Erst 20 Jahre nach der primären Behandlung haben die Überlebenden die gleiche Lebenserwartung wie die Normalbevölkerung. Die Prognose selbst ist abhängig von Größe, Sitz und histologischer Differenzierung des Tumors, vom Grad der Metastasierung und zum Teil wohl auch von der eingeschlagenen Therapie (2, 30, 31).
Wesentliche Verbesserungen der Prognose haben sich in den letzten Jahren bis Jahrzehnten nicht erreichen lassen. Die relativ guten Ergebnisse der radikalen Chirurgie von *Rotter* und *Halsted* lassen sich durch adjuvante Therapieformen leider kaum verbessern. Mit weniger radikalen Maßnahmen sind heute aber in Kombination mit der Strahlen- und Chemotherapie gleich gute Behandlungsergebnisse zu erzielen.

Literatur

1. *Alpert, S., Ghossein, N. A., Stacey, R. T., Migliorelli, F. A., Efron, G.,* and *Krishnaswamy, V.:* Primary management of operable breast cancer by minimal surgery and radiotherapy. Cancer 42, 2054 (1978)

2. *Andersen, J. A., Fischermann, K., Hou-Jensen, K., Henriksen, E., Andersen, K. W., Johansen, H., Brucker, H., Mouridsen, H. T., Castberg, T., Rossing, N.,* and *Rorth, M.:* Selection of high risk groups among prognostically favorable patients with breast cancer. An analysis of the value of prospective grading of tumor anaplasia in 1.048 patients. Ann. Surg. 194, 1 (1981)

3. *Atkins, S. H., Hayward, J. L., Klugman, D. J.,* and *Wayte, A. B.:* Treatment of early breast cancer: A report after ten years of clinical trial. Brit. med. J. 2, 423 (1972)

4. *Baker, R. R., Montague, A. C. W.,* and *Childs, J. N.:* A comparison of modified radical mastectomy to radical mastectomy in the treatment of operable breast cancer. Ann. Surg. 189, 553 (1979)

5. *Börner, P., Heidenreich, W.,* und *Majewski, A.:* Zur klinischen Problematik der in situ-Karzinome der Mamma. Chirurg 47, 1610 (1976)

6. *Cady, B.:* Total mastectomy and partial axillary dissection. Surg. Clin. North. Amer. 53, 313 (1973)

7. *Crile, G. jr.:* Metastases from involved lymph nodes after removal of various primary tumors: evaluation of radical and of simple mastectomy for cancers of the breast. Ann. Surg. 103, 267 (1966)

8. *Eicher, W.:* Therapie der Mastopathie. Chir. prax. 25, 615 (1979)

9. *Fisher, B., Slack, N. H., Cavanaugh, P. J., Gardner, B.,* and *Ravdin, R. G.:* Postoperative radiotherapy in the treatment of breast cancer: Results of the NSABP clinical trial. Ann. Surg. 172, 711 (1970)

10. *v. Fournier, D., Kubli, F., Bauer, M.,* und *Mehringer, R.:* Behandlung der Mastopathie. Chir. prax. 26, 223 (1979/80)

11. *Haagensen, C. D.:* The choice of treatment for operable carcinoma of the breast. Surgery 76, 685 (1974)

12. *Halsted, W. S.:* The results of operations for the cure of cancer of the breast performed at the Johns Hopkins Hospital from june, 1889, to january, 1894. Ann. Surg. 20, 497 (1894)

13. *Heberer, G., Wilmanns, W., Günther, B.,* und *Sauer, H.:* Das Mammakarzinom — Operative

und interdisziplinäre Aspekte. Chirurg 52, 212 (1981)

14. *Henningsen, B.:* Chirurgische Therapie des Mammakarzinoms. Ärztl. Prax. 31, 1109 (1979)

15. *Kaae, S.,* and *Johansen, H.:* Breast cancer. Five year results: two random series of simple mastectomy with postoperative irradiation versus extended radical mastectomy. J. Roentgenology 87, 82 (1962)

16. *Koslowski, L.,* und *Durst, J.:* Die operative Behandlung der Brustdrüsenerkrankungen. In: *Breitner, B.:* Chirurgische Operationslehre, Bd. II, Kap. 4, Ergänzung von 1976. Verlag Urban & Schwarzenberg, Wien, Innsbruck 1955.

17. *Largiadèr, F.:* Brusterhaltende Operation des Mammakarzinoms. Schweiz. med. Rundsch. (Praxis) 69, 305 (1980)

18. *Maass, H.:* Epidemiologie und Klinik des Mammakarzinoms. Dtsch. Ärztebl. 3002 (1971)

19. *Ders.:* Endokrine Behandlung des metastasierenden Mammakarzinoms. Gynäkologe 10, 183 (1977)

20. *Ders.:* Risikofaktor Mastopathie. Diagnostik 12, 299 (1979)

21. *Madden, J. L.:* Modified radical mastectomy. Surg. Gynecol. Obstet. 121, 1221 (1965)

22. *McWhriter, R.:* The value of simple mastectomy and radiotherapy in the treatment of cancer of the breast. Brit. J. Radiol. 21, 599 (1948)

23. *Moxley, J. H., Allegra, J. C., Henney, J.,* and *Muggia, F.:* Treatment of primary breast cancer. J. Amer. Med. Ass. 244, 797 (1980)

24. *Nealon, T. F. jr., Nkongho, A., Grossi, C. E., Ward, R., Nealon, C.,* and *Gillooley, J. F.:* The treatment of early cancer of the breast ($T_1N_0M_0$ and $T_2N_0M_0$) on the basis of histologic characteristics. Surgery 89, 279 (1981)

25. *Nemoto, T., Vana, J., Bedwani, R. N., Baker, H. W., McGregor, F. H.,* and *Murphy, G. P.:* Management and survival of female breast cancer: Results of a national survey by the American College of Surgeons. Cancer 45, 2917 (1980)

26. *Olbrisch, R.-R.:* Gibt es noch Indikationen zur subkutanen Mastektomie? Chirurg 52, 467 (1981)

27. *Patey, D. H.,* and *Dyson, W. H.:* The prognosis of carcinoma of the breast in relation to the type of operation performed. Brit. J. Cancer 2, 7 (1948)

28. *Pichlmayr, R.,* und *Grotelüschen, B.:* Chir. Therapie. Springer Verlag, Berlin, Heidelberg, New York, 1978, S. 65–95

29. *Rissanen, P. M.,* und *Holsti, P.:* Vergleich zwischen konservativer und radikaler Chirurgie, kombiniert mit Strahlentherapie, bei der Behandlung des Brustkrebses im Stadium I. Strahlentherapie 147, 370 (1974)

30. *Rosen, P. P., Saigo, P. E., Braun, D. W., Weathers, E.,* and *Kinne, D. W.:* Prognosis in stage II (T$_1$N$_1$M$_0$) breast cancer. Ann. Surg. 194, 576 (1981)

31. *Rosen, P. P., Saigo, P. E., Braun, D. W., Weathers, E., Fracchia, A. A.,* and *Kinne, D. W.:* Axillary micro- and macrometastases in breast cancer. Prognostic significance of tumor size. Ann. Surg. 194, 585 (1981)

32. *Roses, D. F.:* Total mastectomy with complete axillary dissection. Ann. Surg. 194, 4 (1981)

33. *Roses, D. F., Harris, M. N., Gorstein, F.,* and *Gumport, S. L.:* Biopsy for microcalcification detected by mammography. Surgery 87, 248 (1980)

34. *Rosner, D., Bedwani, R. N., Vana, J., Baker, H. W.,* and *Murphy, G. P.:* Noninvasive breast carcinoma. Results of a national survey by the American College of Surgeons. Ann. Surg. 192, 139 (1980).

35. *Rotter, J.:* Günstigere Dauererfolge durch ein verbessertes Operationsverfahren der Mammakarzinome. Berliner Klin. Wschr. 33, 69/99 (1896)

36. *Sauer, R.:* Mammakarzinom — Brusterhaltende Therapie. Münch. med. Wschr. 121, 1196 (1979)

37. *Schwaiger, M.:* Prinzipien und Probleme der chirurgischen Behandlung des Mammakarzinoms. Chirurg 39, 249 (1968)

38. *Senn, H. J.:* Therapiefortschritte beim Mammakarzinom? Klinikarzt 8, 348 (1979)

39. *Siewert, R., Rauschecker, H., Schauer, A.,* und *Rahlf, G.:* Behandlungsprinzipien des Mammakarzinoms in Kooperation von Chirurgen und Pathologen. In: Beiträge zur Mammachirurgie, Marseille Verlag, München 1977, S. 43–62

40. *Stegner, H.-E.:* Gynäkologe 10, 129 (1977)

41. *Stender, H. St.:* Probleme der Strahlenbehandlung des Mammakarzinoms. Der Radiologe 6, 1 (1966)

42. *Ungeheuer, E.,* und *Lüders, K.:* Chirurgische Behandlung des Mammakarzinoms. Dtsch. Ärztebl. 161 (1978)

43. *Wangensteen, O. H., Lewis, F. J.,* and *Arhelger, S. W.:* The extended or superradical mastectomy for carcinoma of the breast. Surg. Clin. North. Amer. 36, 1051 (1956)

Chirurgie des Lokalrezidivs

H.-U. Rothe

Die Differentialdiagnose

Die Klinik des sogenannten Rezidivs ist recht vielfältig und zeigt eine ähnlich große Variationsbreite wie das primäre Mammakarzinom, das häufige diagnostische Operationen wegen klinisch recht verschieden gestalteter tumoröser Veränderungen notwendig machen kann.

Schon das im Narbenbereich auftretende *Exanthem* ist bis zum Beweis des Gegenteils verdächtig. So können sich Hautaussaaten von einer zunächst nur in der Narbe lokalisierten Zone schnell über weite Gebiete des gesamten Thorax ausbreiten. Diese Hautaussaaten erscheinen zum Teil in einem recht bunten Bild und sie werden oft in Verkennung der Erkrankung einem Hautarzt vorgestellt (Abb. 11). Bei weniger ausgeprägtem Befall ist manchmal die Abgrenzung von fibromatösen Tumoren oder Fremdkörperzysten schwierig und nur histologisch möglich. Auch täuschen knotenförmige und knochenharte Erhebungen auf Rippen und Rippenknorpel, welche einer harmlosen periostalen Hyperplasie entsprechen, ein Rezidiv vor.

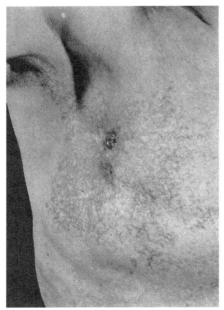

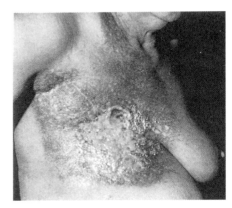

Abb. 12: Strahlenulkus bei 2. nach Ablatio mammae

Abb. 11: Mammakarzinomrezidiv (Die Abb. 11–19 sind entnommen aus: Chirurgische Praxis 27, 385–391 (1981) Hans Marseille Verlag, München.)

Nach Operation und *Nachbestrahlung* entstehen sehr oft, auch erst nach Jahren der Behandlung, relativ unvermittelt sehr derbe *Knoten in der Subkutis*, die aufgrund ihres schnellen Entstehens hochverdächtig erscheinen. Ebenfalls kürzere oder auch längere Zeit nach einer Radiatio kann sich durch die Strahleninduration und die dadurch bedingten Gefäßveränderungen ein *Strahlenulkus* ausbilden, welches klinisch den Eindruck eines ulzerierenden Karzinoms erwecken kann (Abb. 12).

Auch aus anderen Gründen ist nicht jedes örtliche Rezidiv ein echtes Rezidiv. Immer wieder gibt es Fälle, in denen ein Rezidiv im Narbenbereich bei einem operierten und nachbestrahlten Mammakarzinom in Wirklichkeit ein *Röntgenkarzinom* ist. Es gibt auch Fälle, in denen sich neben einem solchen Röntgenkarzinom auch noch ein echtes Mammakarzinom findet. Selbst für den Fall, daß wir auf ein *histologisch gesichertes Rezidiv* stoßen, werden aber weiterhin verschiedene Entstehungsmechanismen diskutiert.

Bis zu 25 % der Mammakarzinome treten primär multizentrisch auf, so daß bei der Primäroperation nicht palpable kleine Karzinome unentdeckt verbleiben können. Sogenannte Schnittrandrezidive im direkten Narbenbereich können durch eine intraoperativ entstandene Impfmetastasierung entstehen, wenn bei der Primäroperation gegen das Prinzip des »non touch« des Tumors verstoßen wurde. Ebenso ist eine Metastasierung durch ein kontralaterales Mammakarzinom möglich. In all diesen Fällen liegt also ein *Pseudorezidiv* vor, welches aber zum Zeitpunkt seiner Entdeckung nur schwer als solches zu erkennen ist. Unseres Erachtens aber sind ein großer Teil der sogenannten Lokalrezidive eben solche Pseudorezidive.

Die endgültige Diagnosesicherung

Die Gewebsuntersuchung sichert letztlich die Diagnose. Sie ist die Basis für das weitere Vorgehen. So kann jetzt noch entschieden werden, ob eine operative oder reine Bestrahlungstherapie nachfolgen wird.

Die operative Therapie

Der Chirurg trifft in der Regel auf ein multifaktoriell vorgeschädigtes Operationsgebiet, das sogenannte Standardoperationen nicht zuläßt. Das vorhandene Narbengebiet, die möglicherweise durchgeführte Radiatio und Chemotherapie sowie das oft vorangeschrittene Lebensalter der Patientin begrenzen entscheidend die operativen Möglichkeiten. Zusätzlich handelt es sich in den hier aufgezeigten Fällen stets um eine Patientin mit einem fortgeschrittenen Karzinomleiden mit all seinen Konsequenzen.

Dennoch darf keinesfalls wegen vermuteter Inoperabilität in therapeutischen Nihilismus verfallen werden. Selbst bei einwandfrei nachgewiesenen Lokalrezidiven gibt es Fälle echter kurativer operativer Behandlungen.

Trotz aller Probleme hat der Chirurg zahlreiche Möglichkeiten, welche gewissermaßen stadiengerecht eingesetzt werden könnten. Die *radikale Exzision des Krankheitsherdes* hat dabei den größten Stellenwert. Das Problem besteht meist in der erforderlichen *Defektdeckung*, welche nur selten mittels primärer Wundnaht möglich ist.

Plastische Maßnahmen

Als einfachste plastische Maßnahme bleibt die freie Hauttransplantation, die jedoch einen entzündungsfreien und gut durchbluteten Untergrund bei erhaltener Stabilität der Thoraxwand erfordert. Bei ausgedehnten Narbenfeldern und vorausgegangener Bestrahlungsbehandlung werden aufwendigere Verfahren erforderlich. Hier bietet sich zunächst der Verschiebelappen (sogenannte Brückenplastik) oder der Schwenkhautlappen an. In manchen

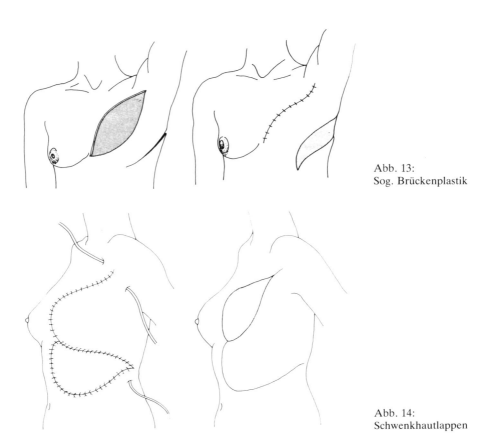

Abb. 13:
Sog. Brückenplastik

Abb. 14:
Schwenkhautlappen

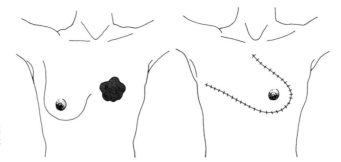

Abb. 15: Defektdeckung
mit kontralateraler Brust
(*Sauerbruch*)

Fällen bietet sich die Defektdeckung mit der kontralateralen Brust an, welche schon von *Sauerbruch* empfohlen wurde (Abb. 13−15).

Diese Methoden sind nur bei absolut tumorfreier Unterlage und erhaltenem, knöchernem Thorax möglich. Das gilt gleichermaßen für das Strahlenulkus, welches ebenfalls vollständig exzidiert werden muß, da es sonst zum sogenannten Lokalrezidiv dieses Ulkus im transplantierten Gewebe kommt. Bei größerer Tiefenausdehnung des Tumorrezidivs oder Ulkus wird oftmals eine Thoraxwandresektion erforderlich.

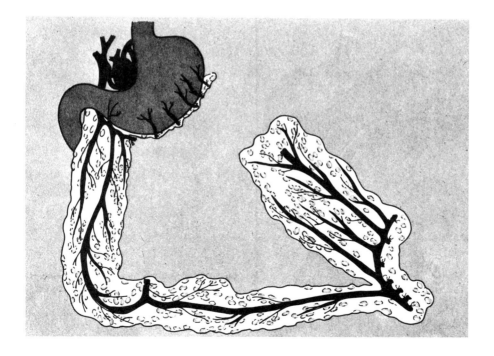

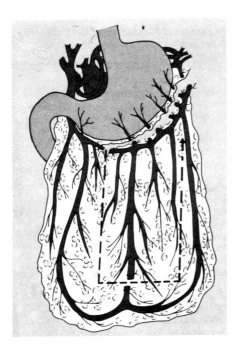

Abb. 16/17: Mobilisation des großen Netzes

In dieser beinahe ausweglos erscheinenden Lage bietet sich hier die vom Rumänen *Kirikuta* inaugurierte Thoraxwandabdeckung mit der Omentum majus-Transposition an. Das Prinzip des von *Kirikuta* entwickelten Verfahrens besteht darin, daß nach radikaler Ausschneidung des Brustwanddefektes von einer medialen oberen Laparotomie aus das große Netz mobilisiert und durch einen subkutanen Kanal in den ausgeschnittenen Brustwanddefekt verlagert wird (Abb. 16 und 17). Wenn zunächst eine en-bloc-Resektion der Thoraxwand erforderlich ist, kann die Stabilität der Thoraxwand mittels einer Plastik aus Lyodura wiederhergestellt werden (Abb. 18 und 19). Das von der großen Kurvatur des Magens her ernährte Netz stellt keine großen Ansprüche an den Implantatboden und vermag auch mit der oft vorhandenen Entzündung im Implantatlager fertig zu werden.

Nach Ausbildung eines sauberen Granulationsgewebes auf der Oberfläche des transplantierten Netzes kann in einer zweiten Operation mittels einer Spalthaut-Transplantation eine endgültige Defektdeckung herbeigeführt werden.

Das in Abb. 20 dargestellte Thoraxröntgenbild einer Patientin wurde vor einem Jahr anläßlich einer Herzschrittmacheroperation angefertigt. Bei dieser Patientin wurde vor über 18 Jahren ein Thoraxwand-Rezidiv eines Mammakarzinoms mit einer Thoraxwandresektion erfolgreich behandelt.

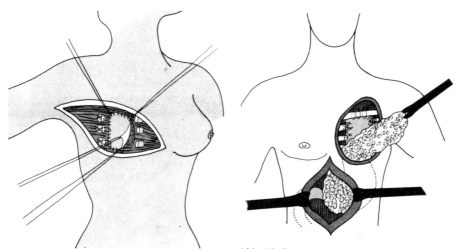

Abb. 18: Defektdeckung mit Lyodura

Abb. 19: Durchzug und Abdecken mittels des gestielten großen Netzes

Wir haben mit dieser Operationsmethode ein Verfahren an der Hand, das beim Versagen der üblichen chirurgischen Techniken doch noch oftmals die quälenden Folgen des so ins Auge stechenden Thoraxwand-Lokalrezidivs bei Mammakarzinom beseitigen kann.

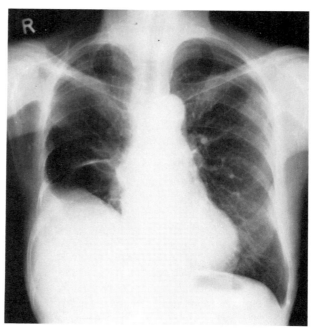

Abb. 20: Rö Thorax; 18 Jahre nach Thoraxwand-resektion bei Mammakar-zinomrezidiv re.

Strahlentherapie

B. Choné

Neben der operativen Entfernung des Primärtumors bildet die Strahlentherapie die wirksamste Behandlungsgrundlage für eine lokoregionale Tumorbegrenzung.

Trotz dieser unbestreitbaren Tatsache wird die Indikationsstellung zur postoperativen Strahlentherapie, die früher als obligate Ergänzungsmaßnahme angesehen wurde, heute teilweise in Frage gestellt oder in ihrer Effektivität angezweifelt (7, 10, 16, 23−25, 28, 30, 36, 41, 43, 49). Der in der Literatur in verschiedenen Richtungen angefachte Meinungsstreit hat mehrere Aspekte. Die Berechtigung zu einer therapeutischen Neuorientierung läßt sich in erster Linie aus prospektiven Behandlungsstudien ableiten, die in gleicher Weise die primär chirurgische Grundeinstellung tangieren.

Weitere Einflußfaktoren gehen von der verbesserten Frühdiagnostik, einer exakteren Stadieneinteilung und von der Möglichkeit einer differenzierten histologischen Klassifikation (Grading) aus.

Unter diesem Blickwinkel haben zwangsläufig die strahlentherapeutischen Zielsetzungen eine Akzentverschiebung erfahren, das heißt, an die Stelle einer routinemäßig gehandhabten Behandlungsmethode ist der gezielte Einsatz einer komplementären (postoperativen), adjuvanten oder palliativen Strahlentherapie getreten (3, 4, 12−14, 17−20, 27, 29, 31−35, 46−48).

Davon unberührt bleibt die kurativ ausgerichtete Strahlentherapie (sogenannte Monotherapie) (5, 20, 35, 47). Das zweckmäßige Strahlentherapiekonzept resultiert aus dem klinischen Tumorstadium und der histologischen Subklassifikation, die bestimmte prognostische Schlüsse zuläßt.

Zielsetzungen

Berücksichtigung bedarf im Einzelfall die Art der Vorbehandlung, soweit diese nicht auf ausschließliche operative Maßnahmen beschränkt ist, also bei vorangehender oder laufender Polychemotherapie.

Die Indikationsstellung hierzu ist im Generalisationsstadium immer gegeben und andererseits die Manifestation einer Metastasierung nicht selten der klinische Erstbefund!

Das Mammakarzinom stellt aus diesem Grund ein Beispiel für die zwingende Notwendigkeit einer rechtzeitigen interdisziplinären Zusammenarbeit dar, die alle Behandlungspartner in gleicher Weise verpflichtet und — in Verbindung mit dem Hausarzt — zu einer optimalen Behandlungsstrategie beiträgt.

Gemäß dem Grundsatz der interdisziplinär orientierten Onkologie sollten in den Entscheidungsprozeß neben den klinischen Befundparametern auch die individuellen Faktoren wie Alter und Allgemeinzustand der Patienten Eingang finden.

So kommt eine ausschließliche Strahlentherapie bei älteren Patienten und bestehender operativer Kontraindikation durchaus als primäre Behandlungsmaßnahme in Betracht (4, 5, 37, 47).

Dasselbe gilt für fortgeschrittene, exulzerierte Mammakarzinome, bei denen sich zum Teil beachtliche palliative Strahleneffekte erzielen lassen.

Nach Möglichkeit sollte man jedoch auch in diesem Fall eine kombinierte chirurgisch-radiologische Behandlung anstreben.

Diese Konsequenz liegt auch aus strahlenbiologischen Gründen nahe, da die *Tumormasse als limitierender Faktor der Strahlentherapie* zu werten ist (2, 11, 13, 27, 38, 46). Bei epithelialen Tumoren sind zusätzlich hohe Strahlendosen erforderlich. Für die Abschätzung der vermutlich notwendigen Strahlendosis ist wieder das histologische Tumorgrading von praktischer Bedeutung.

Die Möglichkeit einer lokoregionalen Tumorvernichtung durch strahlentherapeutische Maßnahmen ist heute mit Megavoltgeräten, welche hautschonender einzusetzen sind, kein Problem mehr. Über die Langzeitergebnisse bestehen noch unterschiedliche Auffassungen, je nach Standort und Therapiekonzept (3, 10, 16, 19, 24, 31, 41). Vom klinischen Standpunkt lassen sich drei große Krankheitsgruppen unterscheiden:

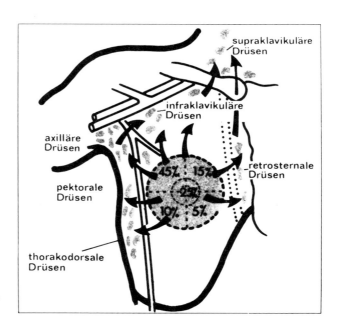

Abb. 21: Schema der wichtigsten Lymphabflußbahnen und Lymphknotenstationen der weiblichen Brust

1. Mammakarzinome mit gesicherter lokaler Abgrenzung,
2. Karzinome mit Einbeziehung des regionären Lymphabflußgebietes und
3. Mammakarzinome mit bereits zum Therapiebeginn manifesten Fernmetastasen.

Die *Effektivität einer gezielten Strahlentherapie* kann sich nur auf die Patientenkategorie 1 und 2 erstrecken; wobei sich die zusätzliche Frage stellt, ob die aus klinischer Sicht getroffene Stadieneinteilung zutreffend ist. Unter diesem Aspekt rückt eine kombinierte chirurgische und chemotherapeutische Behandlung in den Vordergrund.

Eine schlüssige Beantwortung dieser berechtigten diagnostischen und therapeutischen Zweifel kann bis heute nicht gegeben werden. Hingegen besteht ein gesicherter Zusammenhang zwischen Tumorsitz und Frühmetastasierung in das retrosternale Lymphabflußgebiet bei Lokalisation im medialen Quadrantenbereich (Abb. 21).

In diesem Fall ist auch im Stadium T_1, N_0 stets eine postoperative Nachbestrahlung indiziert.

Die immer wieder aufgeworfene Frage, ob eine adjuvante oder *kombinierte Strahlentherapie* einen Einfluß auf die Überlebensrate beim Mammakarzinom ausübt, läßt ebenfalls noch keine klare Beantwortung zu. Gesichert ist lediglich eine *Verminderung der postoperativen Lokalrezidive* durch eine komplettierende Strahlentherapie (11, 16, 22, 27, 30—33, 44—46).

Verbindliche Richtlinien zur Strahlentherapie des Mammakarzinoms

Eine primäre Strahlentherapie ist indiziert beim inflammatorischen Mammakarzinom, das mit 60 Gy + Boostdosis der Brustwand von 10 bis 20 Gy bestrahlt werden sollte unter Einhaltung einer Dosisbegrenzung/Woche auf 10 Gy.

Zusätzliche Bestrahlung der Axilla mit 50 Gy + Boostdosis mit reduzierter Wochendosis von 7,5 Gy. Nachfolgend Operation oder ergänzende Chemotherapie. Bei inoperablen Tumoren dient die primäre Strahlentherapie der Tumorverkleinerung und ggf. Vorbereitung zur sekundären Tumorresektion.

Eine generelle postoperative Indikationsstellung zur Strahlentherapie läßt sich bei nichtinvasiven Tumoren nur mit Vorbehalt rechtfertigen, desgleichen erscheint der Nutzen bei Tumorlokalisation im äußeren oberen Quadranten fraglich, da hier nur begrenzte Lymphknotenmetastasierung zu erwarten ist.

Bestrahlungsindikation

Hingegen ist bei axillärer Lymphknotenbeteiligung eine Nachbestrahlung mit Einschluß der parasternalen und paraklavikulären Lymphknoten einschließlich Brustwandregion erforderlich, soweit mehr als vier axilläre Lymphknoten befallen sind oder falls eine Tumorinfiltration der Brustwand nachgewiesen ist. Eine absolute Bestrahlungsindikation liegt bei Tumorlokalisation im medialen oberen Quadranten vor, auch bei Tumorfreiheit der regionären Lymphknotenstationen. Lokal inoperable Tumoren ohne Fernmetastasen werden radikal unter Einschluß aller regionären Lymphknotenstationen bestrahlt. Eine zusammenfassende Darstellung der Behandlungsgrundsätze beim Mammakarzinom geben Tab. 5 bis 7.

Sonderformen der Behandlung, die bis heute nicht einheitlich in Anwendung und Indikationsstellung gehandhabt werden, gehen aus Tab. 8 bis 10 hervor.

Die durch Krankheitsprogression bedingten strahlentherapeutischen Grenzen werden in Tab. 11 aufgezeigt, die prinzipiellen Gesichtspunkte zur strahlentherapeutischen Indikationsstellung in Tab. 12.

Tab. 5: Therapeutische Richtlinien der Mammakarzinombehandlung in Abhängigkeit vom Tumorstadium (TNM-Klassifikation), lokaler Begrenzung und Ausbreitungsgrad. Behandlungsgrundsätze für das Mamma-Ca, Stadium I

T_1, N_0, M_0 ohne Hautödem Hautulzeration od. Thoraxwandinfiltration	Radikale Mastektomie (Str. ther. nur bei med. Tu.-lokal.) oder konservative Mastektomie mit Bestrahlung der regionären Lymphknoten oder Tumorektomie und subkutane Mastektomie mit Bestrahlung der Thoraxwand und regionären Lymphknoten

Tab. 6: Therapeutische Richtlinien der Mammakarzinombehandlung in Abhängigkeit vom Tumorstadium (TNM-Klassifikation), lokaler Begrenzung und Ausbreitungsrand. Behandlungsgrundsätze für das Mamma-Ca, Stadium II

T_2, N_1, M_0 ohne kutane Beziehung wie Stadium I.	Radikale Mastektomie (Str. ther. d. parastern. und supraklavikulären Lymphknoten) oder konservative Mastektomie mit Ausräumung der vergrößerten Lymphknoten und Bestrahlung der Thoraxwand und regionären Lymphknoten

Tab. 7: Therapeutische Richtlinien der Mammakarzinombehandlung in Abhängigkeit vom Tumorstadium (TNM-Klassifikation), lokaler Begrenzung und Ausbreitungsgrad. Behandlungsgrundsätze für das Mamma-Ca, Stadium II a und b

Tumoren mit H-Ulzeration oder Thoraxwandinfiltration	Präoperative Strahlentherapie mit limitierter Mastektomie oder Mastektomie und ergänzende Strahlentherapie (ggf. adjuvante Chemotherapie)

Tab. 8: Alternativen der konservativen Mammakarzinombehandlung (modif. n. *Thomsen* 1981)

Brusterhaltende Mamma-Ca.-Behandlung
(nach *Thomsen*)

1. Strahlen-Monotherapie einschließlich regionärer Lymphknoten mit 6000 rd + 200 rd Tu-areal (T_1, M_0, N_0)

2. Subkutane Mastektomie mit nachfolgender Aufbauplastik

3. Quadrantenresektion + Mammabestrahlung ohne axilläre Lymphknotenexstirpation, aber Nachbestrahlung des regionären Lymph-Abflußgebietes

Tab. 9: Relative, palliative Strahlenindikationen beim metastasierenden Mammakarzinom (Auswahlspektrum)

Strahlenmedizinische Indikationen beim metastasierenden Mamma-Ca.

1. Ossärer Befall

2. Aderhaut-Met.

3. Verschluß-Ikterus

4. Hirn-Met.

Tab. 10: Gefahrenmomente bei kombinierter Strahlen- und Chemotherapie hinsichtlich Verträglichkeit und Kumulationswirkung

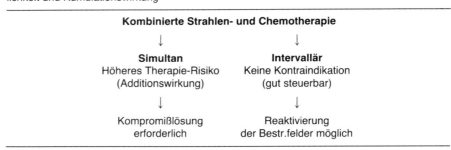

Kombinierte Strahlen- und Chemotherapie	
↓	↓
Simultan	**Intervallär**
Höheres Therapie-Risiko	Keine Kontraindikation
(Additionswirkung)	(gut steuerbar)
↓	↓
Kompromißlösung	Reaktivierung
erforderlich	der Bestr.felder möglich

Tab. 11: Limitierende Faktoren der Strahlentherapie

Strahlentherapie-Grenzen

Schlechter AZ
(Karnofsky-Index < 4)

Nebenwirkungen + +
(Str. reakt.)
oder
Komplikationen
(hohe Körper-Vol.-Dosis)

Tab. 12: Gesicherte Strahleneffekte und Motivation zur Strahlentherapie des Mammakarzinoms

Strahlentherapie beim Mamma-Ca. grundsätzlich indiziert wegen

1. Herabsetzung d. Lok.-Rez.-Rate

2. Wegen häufig multizentr. Tu.-Entstehung (10−15 %)

3. Devitalisierung v. Tu.-Restgewebe

Notwendige Bestrahlungs-Dosis: 50−60 gy

Praxisorientierte strahlentherapeutische Direktiven

Die postoperative Strahlenbehandlung sollte — unter der Voraussetzung einer primären Wundheilung — nicht vor Ablauf von 10 bis 14 Tagen eingeleitet und als

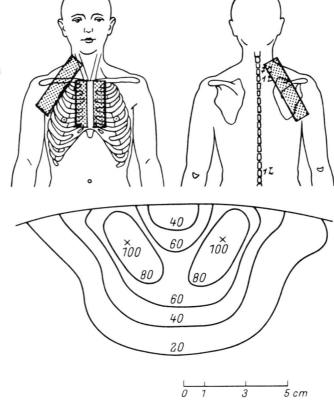

Abb. 22a: Positionierung der postoperativen Bestrahlungsfelder bei Heidelberger Methode mit Jalousietubus (mediastinal) und ventrodorsales Tangentialfeld zur Erfassung der Supra- und Infraklavikularregion mit Stehfeldtechnik

Abb. 22b: Zugehörige Isodosenverteilung des Jalousietubus im Bereich der retrosternalen Lymphknoten unter vorgegebenen Bestrahlungsbedingungen

notwendige Herddosis zwischen 50 bis 60 Gy veranschlagt werden; gegebenenfalls eine zusätzliche Boostdosis von 10 bis 20 Gy auf das Tumorbett.

Eine differenzierte strahlentherapeutische Nachbehandlung erfordert 45 bis 60 Gy bei Ausschluß einer regionären Lymphknotenmetastasierung.

Bei Beschränkung des operativen Eingriffs auf eine Tumorektomie ist mindestens die gleiche Dosis zur Devitalisierung von okkultem Tumorgewebe erforderlich, während bei verbliebenen Tumorresten 65 bis 75 Gy eingestrahlt werden sollten. Die Wochendosis von 10 Gy sollte dabei nicht überschritten werden. Bestrahlungstechnisch kommt die tangentiale Kobalt-60- oder Elektronentherapie in Betracht, welche bei medialem oder zentralem Tumorsitz eine zusätzliche Einbeziehung der parasternalen Lymphknoten bis 45 Gy erfordert (Abb. 22).

Bei positivem axillärem Lymphknotenbefall, der eine ungünstige Prognose hat, kann primär eine Chemotherapie durchgeführt, also auf eine unmittelbare postoperative Bestrahlung verzichtet werden.

Eine praktisch wichtige Aufgabe liegt in der Vermeidung radiotherapeutischer Nebenwirkungen auf Lunge, Haut und Rippenskelett durch strahlentherapeutische Maßnahmen, insbesondere bei Rezidivbehandlung.

Vermeidung unerwünschter Strahlenfolgen

Exakte Feldkontrollen, sorgfältige Reproduktion der Bestrahlungsfelder und individuelle Dosisanpassung können unerwünschte Strahlenfolgen in der Regel vermeiden. Inhomogenitäten der Dosisverteilung infolge unterschiedlicher Thoraxkrümmung oder konstitutionelle Eigenheiten können bis maximal 10 % durch Keilfilter ausgeglichen werden (Abb. 23).

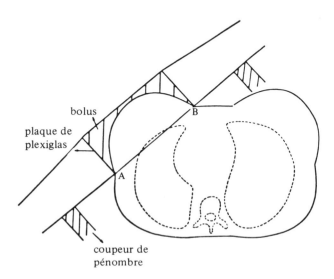

bolus

plaque de
plexiglas

A

coupeur de
pénombre

Abb. 23: Tangentialbestrahlung der Mamma in situ mit Bolustechnik und Plexiglasfilter (entnommen aus 43)

Eine wesentliche Hilfestellung bietet die computergestützte Bestrahlungsplanung, welche der Forderung nach einer individuellen Strahlentherapie entgegenkommt.

Ausgewählte klinische Beispiele, welche die strahlentherapeutischen Möglichkeiten beim bereits metastasierten Mammakarzinom skizzieren sollen, werden in Abb. 24 bis 28 gezeigt.

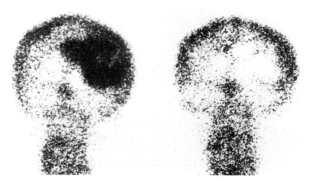

Abb. 24: Strahlentherapeutischer Effekt bei großflächiger Osteolyse im Kalottenbereich links im szintigraphischen Vergleich: links, vor, rechts nach palliativer Strahlendosis mit 40 Gy (15 MeV-Elektronen). Deutliche Normalisierung im Verteilungsmodus des osteotropen Radiopharmakons (Technetium 99^m), in Parallele zu nachfolgender röntgenologischer Remineralisation

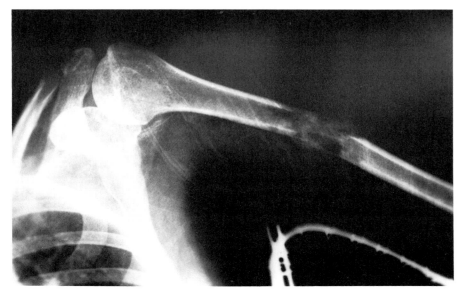

Abb. 25a: Ausgedehnte Osteolyse im Bereich der Metaphyse des linken Oberarms mit pathologischer Fraktur und provisorischer Schienung

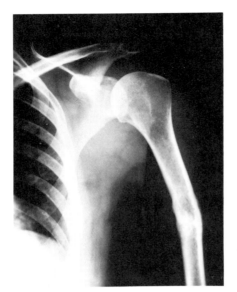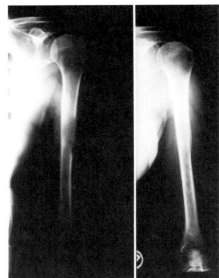

Abb. 25b: Zustand drei Monate nach palliativer Strahlenbehandlung (Kobalt-60, 40 Gy) mit deutlicher Reossifikation und knöcherner Überbrückung der Frakturstelle in leichter Fehlstellung (Achsenknickung). Gute Remobilisierung

Abb. 26: Umschriebene Osteolyse im mittleren Schaftdrittel des rechten Oberarms mit erhöhter Frakturgefahr (linke Bildhälfte). Rechts Zustand nach palliativer Strahlentherapie (45 Gy) mit kompletter Remineralisation und Corticalisrekonstruktion. Volle Restitution der Armfunktion

Die Effektivität der palliativen Strahlentherapie bei Knochenmetastasen ist oft verblüffend und mit keiner anderen vergleichbaren Behandlungsmethode auch nur annähernd erreichbar. Die Auswirkungen auf die Knochenmatrix lassen sich sowohl funktionsdynamisch (Abb. 24) als auch röntgenmorphologisch belegen (Abb. 25 und 26). Bemerkenswert erscheint auch der erzielbare Konsolidierungseffekt.

Ein besonderes Behandlungsproblem stellen Hirnmetastasen dar, die beim Mammakarzinom nicht selten die klinische Erstsymptomatik bestimmen, analog den primären Sehstörungen bei Aderhautmetastasen.

Eine gezielte Großhirnbestrahlung kann bei solitären Herden zu völliger — und gelegentlich andauernder — Remission (Abb. 27 a und b) führen oder wenigstens eine partielle Rückbildung einleiten (Abb. 28). In der Regel wird eine subjektive Entlastungswirkung erreicht.

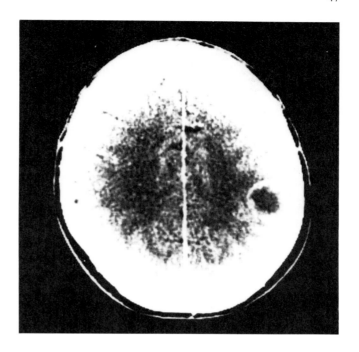

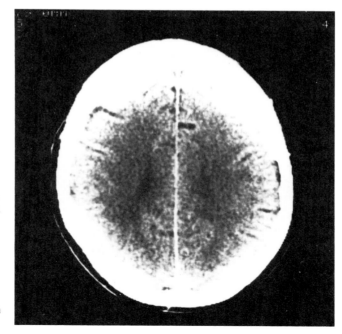

Abb. 27 a und b: Solitäre Hirnmetastase rechts parieto-temporal.
a) vor, b) nach »Großhirndurchflutung« mit ultraharten Röntgenstrahlen (42 MeV-Betatron, 40 Gy). Komplette Rückbildung des Befundes innerhalb von acht Wochen

Allgemeine Behandlungsergebnisse

Primäre Strahlentherapie und konventionelle Chirurgie sind hinsichtlich Effektivität vergleichbar.

Die Fünf-Jahres-Überlebensrate erreicht im Tumorstadium I 85 bis 95 %, im Stadium III 65 bis 75 % (4, 35, 37). Das kosmetische Behandlungsresultat läßt in 15 bis 20 % zu wünschen übrig, wobei die Späteffekte in Form von Hautindurationen, Kontrakturen, Depigmentierungen und Teleangiektasien im Vordergrund stehen. Über strahleninduzierte Zweitkarzinome wurde bisher nur vereinzelt berichtet (1, 42), jedoch kann davon ausgegangen werden, daß — analog der Langzeitbehandlung mit Chemotherapeutika (10, 30, 36, 45) — eine erhöhte Geschwulstbereitschaft induziert wird.

Immunsuppressive Rückwirkungen sind hingegen bei isolierter Strahlentherapie nicht zu befürchten.

Lokalrezidive stellen in der Regel kein strahlentherapeutisches Problem dar, trüben aber die Prognose, falls sie bereits nach kurzem postoperativem Zeitintervall auftreten. Durch eine adjuvante Chemotherapie läßt sich in Analogie zur Strahlentherapie eine Senkung der Rezidivquote unter 10 % erreichen.

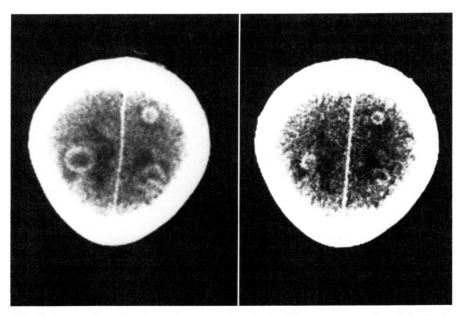

Abb. 28: Metastasierendes Mammakarzinom mit multiplen Hirnmetastasen und partieller Rückbildung nach 44 Gy, ebenfalls innerhalb von acht Wochen und klinisch mit deutlicher Besserung der Bewußtseinslage (Aufhellung), obwohl das perifokale Ödem vergleichsweise keine maßgebliche Befundänderung aufweist (weiterer klinischer Verlauf: vollständige Rückbildung der zerebralen Symptomatik)

Kritische Bemerkungen zur kurativen Strahlentherapie sind angebracht bei mangelndem pathohistologischen Staging und bei unzureichender Entfernung des Primärtumors.

Die konservative Tumorexzision in Form der Quadrantenresektion scheint bei invasiven Mammakarzinomen bis 3 cm Durchmesser keine nachteiligen Krankheitsauswirkungen zu haben, soweit eine histologische Analyse aller axillären Lymphknoten gesichert und eine tumorfreie Manschette von wenigstens 1,5 cm gewährleistet ist (15, 18, 25).

Schlußfolgerungen

1. Beim Mammakarzinom Stadium T_1, N_0, M_0 ist brusterhaltende Operation, also ausschließliche Tumorexzision oder Alternative zur Mastektomie, vertretbar. Voraussetzung ist Ausschluß regionärer axillärer Lymphknotenmetastasen, bei denen immer eine komplette Mastektomie durchgeführt werden sollte.
2. Entscheidend für das weitere therapeutische Vorgehen ist die exakte histologische Klassifikation des Primärtumors mit Beurteilung des Proliferationsgrades (Tumorzellkinetik).
3. Als effektive Bestrahlungsdosis sind in der Regel 50 bis 60 Gy Gammastrahlen (Photonen) oder ultraharte Röntgenstrahlen anzusehen, welche über einen Zeitraum von 5 bis 6 Wochen eingestrahlt werden. Die zusätzliche Boostdosis auf das Tumorbett ist auf 10 bis 20 Gy Elektronendosis zu veranschlagen.
4. Lokalrezidive sind operativ zu revidieren und gegebenenfalls nachzubestrahlen.
5. Bei jeder strahlentherapeutischen Maßnahme sollte man sich der lokoregionalen Begrenzung bewußt sein und in Zweifelsfällen (Metastasierungsstadium) eine adjuvante Chemotherapie frühzeitig einsetzen.
6. Limitierende Faktoren der Strahlentherapie sind schlechtes Allgemeinbefinden und schwerwiegende Begleiterkrankungen, während therapieabhängige Blutbildveränderungen oder immunsuppressive Nebenwirkungen bei begrenzter Körpervolumendosis nur ausnahmsweise zu beobachten sind.

Literatur

1. *Adam, Y. G.,* and *Reif, R.:* Radiation induced fibrosarkoma following treatment for breast cancer. Surg. 81, 421 (1977)
2. *Andersen, J. A., Fischermann, K., Hou-Jensen, K.,* et al.: Selection of high risk groups among prognostically favorable patients with breast cancer. An analysis of the value of prospective grading of tumor analplasia in 1048 patients. Ann. Surg. 194, 1–3 (1981)
3. *Atkins, H., Hayward, J. L., Klergman, D. J.,* and *Wayte, A. B.:* Treatment of breast cancer: A report after ten years of a clinical trial. Brit. med. J. 20, 423 (1972)
4. *Baclesse, F.:* Roentgen therapy as the sole method of treatment of cancer of the breast. Am. J. Roentgenol. 62, 311–319 (1949)
5. *Barker, J. L., Nelson, A. J.,* and *Montague, E. D.:* Inflammatory carcinoma of the breast. Radiology 121, 173–176 (1976)
6. *Barry, W. F., Wells, S. A., Cox, C. E.,* and

Haagensen, D. E.: Clinical and Radiographic Correlations in Breast Cancer Patients with Osseous Metastases. Skeletal Radiol. 6, 27–32 (1981)

7. Brascho, D. J.: Advances in radiotherapy. Alabama J. med. Sci. 18, 55–60 (1981).

8. Choné, B.: Hämatologische Funktionsdiagnostik in der Radiologie. Monographie, Urban & Schwarzenberg, München, Berlin, Wien 1974

9. Deutsch, M., Parsons, J. A., and Mercado, R. Jr.: Radiotherapy for intracranial metastases. Cancer 34, 1607 (1974)

10. Donegan, W. L., and Spratt, J. S.: Cancer of the Breast. 2nd Ed. W. B. Saunders Co., Philadelphia 1979

11. Fisher, B., Redmond, C., and Fisher, E. R.: The Contribution of Recent NSABP Clinical Trials of Primary Breast Cancer Therapy to an Understanding of Tumor Biology — An Overview of Findings. Cancer 46, 1009–1025 (1980)

12. Fletcher, G. H., Montague, E., and White, E. C.: Pre-operative radiation therapy in the management of breast cancer. Front Rad. Ther. 5, Karger, Basel 1970

13. Dies.: Radiation therapy in the definitive management of breast cancer. Oncology 1971, Proceedings of the Tenth International Cancer Congress 6, 48–54 (1971)

14. Fletcher, G. H.: Local Results of Irradiation in the Primary Management of Localized Breast Cancer. Cancer 29, 545–551 (1972)

15. Fletcher, G. H., Montague, E., and Nelson, A. J.: Combination of conservative surgery and irradiation for cancer of the breast. Amer. J. Roentgenol. Radium Ther. Nucl. Med. 126, 216 (1976)

16. Fletcher, G. H., and Montague, F. D.: Does adequate irradiation of the internal mammary chain and supraclavicular nodes improve survival rates? Int. J. Radiat. Oncol. Biol. Phys. 4, 481–492 (1978)

17. Frischbier, H. J., und Schreer, I.: Die radiologische Behandlung des Mammakarzinoms. Der Gynäkologe 10, 169 (1977)

18. Georgiade, G. S., Georgiade, N. G., McCarty, K. S., et al.: Modified radical mastectomy with immediate reconstruction for carcinoma of the breast. Ann. Surg. 193, 565–573 (1981)

19. Guttmann, R.: Radiotherapy in the treatment of primary operable carcinoma of the breast with proved lymph node metastases. Amer. J. Roentgenol. 89, 58–63 (1963)

20. Ders.: Radiotherapy in locally advanced cancer of the breast. Cancer 20, 1046 to 1050 (1967)

21. Haagensen, C. D., Lane, N., Lattes, R., and Bodian, C.: Lobular neoplasia (socalled lobular carcinoma in situ of breast). Cancer 42, 737–769 (1978)

22. Holland, J. F., Glidewell, O., and Cooper, R. G.: Advance effect of Radiotherapy on adjuvant Chemotherapy for Karzinoma of the Breast. Surg. Gynecol. Obstet 150, 817 (1980)

23. Host, H.: Postoperative radiotherapy in breast cancer. Edinburgh European Radiology Conference, Edinbugh, July 1976

24. Host, H., and Brennhovd, I. O.: The effect of postoperative radiotherapy in breast cancer. Int. J. Radiat. Oncol. Biol. Phys. 2, 1061–1067 (1977)

25. Kubli, F., Lorenz, U., Scheffzek, H., Fournier, D. v., und Bothmann, G.: Kurzzeitprognose bei Rekonstruktion nach Ablatio. Referat am Internationalen Congress für Senologie, Hamburg 1980

26. Kuttig, H., Liebe, A., und Meybier, G.: Problematik und Möglichkeiten der Elektronentherapie der parasternalen Lymphbahnen. Strahlentherapie 144, 649 (1972).

27. Levene, M. B., Harris, J. R. and Hellman, S.: Treatment of carcinoma of the breast by radiation therapy. Presented at »Breast Cancer: A Report to the Profession«. Washington, D. C., November 1976, S. 22–23

28. Levitt, S. A., McHugh, R. B., and Song, C. W.: Radiotherapy in the postoperative treatment of operable cancer of the breast. Cancer 39, 933–940 (1976)

29. Montague, E. D., and Fletcher, G. H.: The curative value of Irradiation in the Treatment of nondisseminated breast cancer. Cancer 46, 995 (1980)

30. Moss, W. T., Brand, W. N., and Battifora, H.: Radiation oncology. Rationale, Technique, Results. The C. V. Mosby Company St. Louis, Toronto, London 1979, S. 281–331

31. Muss, H., Cooper, M. R., Ferree, C., et al.: A randomized adjuvant Study of CMF with and without radiotherapy for stage II breast cancer (Meeting) Abstract. Proc. Am. Assoc. Cancer Res. 21, 399 (1980)

32. Nikkanen, T. A. V.: Recurrence of breast cancer. A retrospective study of 569 cases in clinical stages I–III. Acta chir. scand. 147, 239–245 (1981)

33. Peters, M. V.: Carcinoma of the breastwedge resection and irradiation. J. A. M. A. 200, 134–135 (1967)

34. *Ders.:* Role of local excision and radiation in early breast cancer. In Breast Cancer, Early and Late. Year Book Medical Publishers Inc., Chicago 1968

35. *Prosnitz, L. R.,* and *Goldenberg, I. S.:* Radiation therapy as primary treatment for early stage carcinoma of the breast. Cancer 35, 1587 (1975)

36. *Reusch, K., Schulz, K. D., Weyman, P.,* et al.: Chemotherapie und Strahlentherapie in der adjuvanten Behandlung des operablen Mammacarcinoms — eine prospektive randomisierte Studie. Referat: 43. Tagung der Deutschen Gesellschaft Gynäk. und Geburtshilfe Hamburg, Oktober 1980

37. *Sauer, R.:* Die primäre Radiotherapie des Mammakarzinoms. Strahlentherapie 157, 71—80 (1981)

38. *Scherer, E.:* Strahlentherapie. 3. Auflage. Georg Thieme Verlag, Stuttgart 1981, S. 232—245

39. *Senyszyn, J. J., Johnston, A. D., Jacox, H. W.,* et al.: Radiation induced sarcoma after treatment of breast cancer. Cancer 26, 394 (1970)

40. *Thomsen, K., Stegner, H. E.,* und *Frischbier, H. J.:* Grundlagen und Grenzen der brusterhaltenden Therapie kleiner Mammakarzinome. Der Gynäkologe 13, 56 (1980)

41. *Thomsen, K.,* und *Trams, G.:* Aktuelle Probleme des Mammakarzinoms. Bücherei des Frauenarztes. Bd. 11. Ferd. Enke Verlag 1981

42. *Travis, E. L., Kreuther, A., Young, T.,* and *Gerald, W. L.:* Unusual postirradiation in sarcoma of chest wall. Cancer 38, 2269 (1976)

43. *Valley, J. F., Dragon, V., De Lima, V.,* et *Raimond, S. R.:* Problèmes liés à l'irradiation de la glande mammaire ou de la paroi thoracique après mastectomie. In: Neue Aspekte radiologischer Diagnostik und Therapie Jahrbuch 1980 der Schweiz. Gesellschaft für Radiologie und Nuklearmedizin. Med. Verlag Hans Huber, Bern, Stuttgart, Wien 1981, S. 152—161

44. *Veronesi, U., Banfi, A., Saccozzi, R., Salvadori, B., Zucali, E., Uslenghie, C., Greco, M., Luini, A., Rilke, R.,* and *Sultan, L.:* Conservative Treatment of Breast Cancer. A Trial in Progress at the Cancer Institute of Milan. Cancer 39, 2822 to 2826 (1977)

45. *Veronesi, U.:* Conservative Treatment of breast cancer. Lecture at the Int. Congress on Senology, Hamburg, May 1980

46. *Veronesi, U., Saccozzi, R., Del Vecchio, M.,* et al.: Comparing radical mastectomy with quadrantectomy, axillary dissection, and radiotherapy in patients with small cancers of the breast. New Engl. J. Med. 305, 6—11 (1981)

47. *zum Winkel, K.:* Primäre Strahlentherapie des Mammakarzinoms. Röntgenpraxis 32, 297 (1979)

48. *Wise, L., Mason, A. Y.,* and *Ackerman, L. V.:* Local excision and irradiation. An alternative method of the treatment of early mammary cancer. Ann. Surg. 174, 392—399 (1971)

49. *Zimmermann, K. W., Montague, E. D.,* and *Fletcher, G. H.:* Frequency, anatomical distribution and management of local recurrences after definitive therapy for breast cancer. Cancer 19, 67—74 (1966)

Chemotherapie

M. Schaadt

Die Schemata

Die Wirksamkeit zytostatischer Substanzen beim metastasierten Mammakarzinom ist schon seit langem bekannt (Tab. 13). Beim einzelnen Einsatz dieser Medikamente konnten Remissionsraten von bis zu 35 % erreicht werden, komplette Remissionen waren jedoch die Ausnahme und die Dauer der Remission kurz. 1969 berichtete *Cooper* über den Einsatz einer Kombination von fünf Zytostatika (Endoxan, Methotrexat, Fluorouracil, Vincristin und Prednison, CMFVP) bei Mammakarzinom-Patientinnen mit einer Ansprechrate von 90 %. Dies war zwar nicht der erste Bericht über eine Kombinationschemotherapie beim Mammakarzinom, er war aber gefolgt von einer Flut von Therapiestudien mit einigen oder allen dieser fünf Medikamente. Zwar konnte die von *Cooper* berichtete Ansprechrate von 90 % nicht reproduziert werden, mit den wirksamsten dieser Kombinationen (CMFVP, CMFP, CMF) wurden jedoch Remissionsraten zwischen 50 und 60 % erreicht (Tab. 14).

Tab. 13: Beim Mammakarzinom wirksame Zytostatika: Monochemotherapie (nach *Carter*, 3)

Zytostatikum	Zahl Pat.	Remissionen > 50 %
Alkylierende Substanzen:		
Cyclophosphamid (Endoxan)	529	182 (34 %)
Thio-Tepa	162	48 (30 %)
Chlorambucil (Leukeran)	54	11 (20 %)
Phenylalanine Mustard (Alkeran)	177	38 (22 %)
Antimetaboliten:		
5-Fluorouracil	1263	324 (26 %)
Methotrexat	356	120 (34 %)
Mitosehemmer:		
Vincristin (Oncovin)	226	47 (21 %)
Vinblastin (Velbe)	95	19 (20 %)
Antitumor-Antibiotika:		
Adriamycin (Adriblastin)	193	67 (35 %)
Mitomycin C	60	23 (38 %)

Tab. 14: Fünfer-, Vierer- und Dreierkombinationen der Zytostatika C-, M-, F-, V-, P-Kombinationen (nach *Brunner*, 2)

Kombination	Zahl Pat.	Remissionen > 50 %
CMFVP	503	253 (51 %)
CMFV	118	63 (53 %)
CMFP	88	52 (59 %)
CMF	366	183 (50 %)
CFP	113	44 (39 %)
FVP	82	30 (36 %)
CFV	46	20 (43 %)
CMV	46	15 (32 %)
CMP	67	29 (44 %)

Unter den später hinzugekommenen Zytostatika hat vor allem das Adriamycin (Adriblastin) inzwischen seinen festen Platz in der Chemotherapie der Mammakarzinome, das in der Monotherapie Remissionsraten zwischen 35 und 40 % erzielt. Dieses Medikament wurde mit einem oder mehreren Substanzen der CMFVP-Gruppe kombiniert, und die Remissionsraten dieser Kombinationen lagen zwischen 50 und 80 % (Tab. 15). Wenn auch einzelne Studien marginale Vorteile für Therapieschemata ergeben haben, die Adriblastin enthalten, so erwiesen sich im direkten Vergleich die meisten dieser Kombinationen nicht einer CMF- oder CMFP-Therapie überlegen. Möglicherweise wird allerdings die Rate der kompletten Remissionen und die Remissionsdauer sowie die Schnelligkeit des Therapieeffektes verbessert.

Für die Praxis ist es wahrscheinlich weniger wichtig, welches der etablierten Schemata der CMFVP-Gruppe oder der Adriblastin-Gruppe angewendet wird, sondern vielmehr, daß der Therapeut Wirkungen und Nebenwirkungen des ihm vertrauten Schemas richtig abzuschätzen weiß und es gezielt einsetzt.

Tab. 15: Adriamycin (A)-Kombinationen (nach *Brunner*, 2)

Zytostatika	Zahl Pat.	Remissionen > 50 %
A + V	40	19 (48 %)
A + M	24	9 (38 %)
A + C	50	40 (80 %)
A + M + V	23	11 (48 %)
F + A + C	97	61 (63 %)
C + A + M + F	39	24 (62 %)
CFVP + A	81	33 (41 %)
CMFVP + A	23	13 (56 %)

Vorgehen bei erkennbarer Fernmetastasierung

Das Mammakarzinom zeichnet sich aus durch eine enorme Variabilität der individuellen Krankheitsverläufe. Manche Frauen sterben innerhalb von Monaten an einem rasch progredienten und sich systemisch manifestierendem Mammakarzinom, während es bei anderen jahrelange freie Intervalle zwischen Ablatio und Auftreten von Fernmetastasen gibt.

Die entscheidende Aufgabe des Therapeuten ist die frühzeitige Erkennung des Risikogrades der individuellen Erkrankung, damit die Patientin adäquat, das heißt weder zu aggressiv noch zu zurückhaltend therapiert wird. Als Parameter für das individuelle Risiko einer Mammakarzinom-Patientin im metastasierten Stadium haben sich einerseits die Feststellung der Wachstumsgeschwindigkeit des Tumors bewährt, die in der Dauer des freien Intervalls zwischen Ablatio und Auftreten von Fernmetastasen zum Ausdruck kommt. Ein weiterer, nicht weniger wichtiger Faktor ist der Metastasierungstyp. So ist ein lokoregionäres Rezidiv oder ein isolierter Knochenmetastasierungstyp prognostisch günstiger einzuschätzen als eine gemischte oder rein viszerale Metastasierung. Als besonders risikoreich gelten Leber- und Hirnmetastasen. Der Nachweis von Hormonrezeptoren am Tumorgewebe geht in der Regel mit einer weniger raschen Progredienz und damit einer günstigeren Prognose der Tumorerkrankung einher (Tab. 16). Als prognostisch ungünstig sind darüber hinaus das familiäre Auftreten eines Mammakarzinoms zu werten sowie ein schlechter Allgemeinzustand mit hoher BSG und stark pathologischen Laborwerten. Auch die Vorbehandlung einer Patientin mit Hormonen oder Chemotherapie sowie eine ausgedehnte Vorbestrahlung läßt die Erfolgsaussichten einer weiteren Therapiemaßnahme eher ungünstig erscheinen.

Ambulante Chemotherapie?

Dagegen weisen Mammakarzinome von sehr alten Patientinnen oft einen eher protrahierten Verlauf auf und zwingen wegen der geringen Therapietoleranz ohnehin zu therapeutischer Zurückhaltung.

In unserer Arbeitsgruppe hat es sich bewährt, Patientinnen, die eher dem niedrigen Risikograd zuzurechnen sind, nach *Ausschöpfen hormoneller Maßnahmen* oder, falls Hormonrezeptoren nicht nachweisbar sind, initial nach dem *CMF-Schema* (Tab. 17) zu behandeln, während *Patientinnen mit höherem Risikograd die Kombination VAC* (Tab. 18) erhalten. Beide Therapieregime haben den Vorteil, bei entsprechenden Voraussetzungen ambulant anwendbar zu sein, so daß eine Hospitalisierung ausschließlich zur Durchführung der Therapie vermieden werden kann.

Insgesamt kann man bei richtiger Anwendung einer Polychemotherapie beim metastasierten Mammakarzinom von einer Ansprechrate zwischen 60 und 70 % ausgehen, wobei die Häufigkeit kompletter Remissionen immer noch unter 20 % liegt. Die Dauer der Remissionen beträgt etwa 15 Monate und tendiert bei optimistischer Auslegung der jüngeren Therapiestudien gegen zwei Jahre hin.

Tabelle 16: Die wichtigsten Risikofaktoren im metastasierten Stadium

1. Rasche Tumorproliferation
   - Freies Intervall < 2 Jahre
2. Metastasierungstyp
   - gemischter Metastasierungstyp
   - viszerale Metastasierung (Leber, Lunge, ZNS)
3. Fehlende Hormonrezeptoren am Tumorgewebe

Tab. 17: CMF-Schema

Cyclophosphamid (Endoxan)	100 mg/m^2	Tag 1−14 p.o.
Methotrexat	40 mg/m^2	Tag 1−8 i.v.
Fluorouracil	600 mg/m^2	Tag 1−8 i.v.

Tab. 18: VAC-Schema

Vincristin	1 mg/m^2 (Einzeldosis nicht über 2 mg)	Tag 1 i.v.
Adriamycin (Adriblastin)	40 mg/m^2	Tag 1 i.v.
Cyclophosphamid (Endoxan)	200 mg/m^2	Tag 3−6 p.o.

Vorgehen bei nicht erkennbarer Fernmetastasierung

Wenn auch der Einsatz chemotherapeutischer Maßnahmen im manifest metastasierten Stadium für die Patientin Vorteile hinsichtlich ihrer Lebensqualität und möglicherweise ihrer Lebensdauer bringt, so ist doch mit einer Heilung zu diesem Zeitpunkt realistischerweise nicht zu rechnen. Die Tatsache, daß über 50 % der Patientinnen mit Mammakarzinom ein Rezidiv erleiden, zeigt, daß diese Patientinnen mit den lokalen Therapiemaßnahmen (Operation, lokale Nachbestrahlung) nicht ausreichend behandelt sind und zum Teil schon zum Zeitpunkt der Diagnosestellung Mikrometastasen aufweisen, die sich unserer nichtinvasiven Diagnostik entziehen. Diese Überlegung sowie die im Tierexperiment gewonnene Erkenntnis, daß eine kleine Gesamttumormenge durch systemische Therapiemaßnahmen eher eliminiert werden kann als eine große Tumormenge, haben zu dem Konzept der adjuvanten Chemotherapie geführt. Dies zeigte die systemische Therapie einer Patientin, bei der nach lokaler Therapie kein Tumor mehr nachweisbar ist, bei der man aber aufgrund des biologischen Verlaufs der Erkrankung mit dem Vorhandensein von Mikrometastasen rechnen muß. Vielmehr noch als im metastasierten Stadium des Mammakarzinoms ist in der adjuvanten Situation die richtige Einschätzung des Risikogrades der individuellen Erkrankung von Wichtigkeit, steht doch nicht nur der Aggressivitätsgrad der Behandlung bei einer sicher therapiebedürftigen Patientin zur Debatte, sondern die Frage, ob man eine möglicherweise »geheilte« Patientin den kurz- und langfristigen Risiken einer systemischen Therapie aussetzt. Als wichtigster Prognoseparameter für Patientinnen mit lokal therapiertem Mammakarzinom hat sich der Tumorbefall der homolateralen Axillalymphknoten erwiesen (Tab. 19). Patientinnen mit negativen axillären Lymphknoten haben eine eindeutig bessere Prognose als Patientinnen mit Tumorbefall der axillären Lymphknoten. Darüber hinaus scheint die Zahl der befallenen axillären Lymphknoten mit dem Metastasierungsrisiko zu korrespondieren. Die Größe des Primärtumors, das Alter der Patientin (sehr junge sowie »perimenopausale« Patientinnen mit hohem Risiko) sowie mit Einschränkungen der Grad der histologischen Differenzierung oder der Tumoreinbruch in Lymphbahnen sind weitere Prognosekriterien zum Zeitpunkt der Primärbehandlung.

Tab. 19: Lymphknotenbefall und Metastasierungsrate bzw. Überlebenszeit beim Mammakarzinom (nach *Fisher* u. Mitarb. 4, 5)

Ipsilaterale axilläre Lymphknoten (N)	Metastasierungsrate %			Überlebensrate %	
	18 Monate	5 Jahre	10 Jahre	5 Jahre	10 Jahre
N –	5	21	24	76	65
N +	33	67	76	46	25
N + (1–3)	13	53	65	62	38
N + (≥ 4)	52	80	86	31	13
Alle Patienten	17	45	50	61	46

Durchführung der adjuvanten Chemotherapie

In der adjuvanten Chemotherapie des Mammakarzinoms wurden und werden praktisch alle Therapiekombinationen angewandt, deren Wirksamkeit im metastasierten Stadium nachgewiesen sind. Die beiden größten bisher durchgeführten adjuvanten Therapiestudien beim Mammakarzinom sind die von *Bonadonna* aus Milano (Tab. 20), der ein CMF-Schema gegen eine Kontrollgruppe vergleicht, sowie die NSABP-Studie von *Fisher*, der initial eine Monochemotherapie gegen eine Kontrollgruppe vergleicht und in weiteren Studien Zweier- und Dreierkombinationen getestet hat. Übereinstimmend ergaben beide Untersuchungen einen Vorteil der adjuvant chemotherapierten Patientengruppe bezüglich des rezidivfreien Überlebens gegenüber der Kontrollgruppe. Bei genauerer Aufschlüsselung der Daten kommt jedoch zum Ausdruck, daß nur die prämenopausalen Frauen einen statistisch signifikanten Vorteil von der adjuvanten Chemotherapie haben. Eine mögliche Erklärung für dieses Phänomen hat *Bonadonna* selbst geliefert, indem er nachwies, daß menopausale Patientinnen, die 85 oder mehr Prozent der vorgesehenen CMF-Dosis in adjuvanter Absicht erhalten hatten, ebenfalls einen statistisch signifikanten Vorteil bezüglich der Rezidivfreiheit gegenüber der unbehandelten Kontrollgruppe hatten. An dieser Stelle muß auch bemerkt werden, daß andere adjuvante Chemotherapieschemata insbesondere die in Tucson und Houston angewandten Adriblastin-haltigen Kombinationen auch einen Vorteil für postmenopausale Frauen ergeben. Allerdings sind in den genannten Studien keine Kontrollgruppen geführt, sondern die Daten wurden mit historischen Ergebnissen verglichen. Was die Dauer der adjuvanten Therapie angeht, so zeigen die Ergebnisse von *Bonadonna*, daß eine sechsmonatige Therapie keine schlechteren Ergebnisse bringt als eine Behandlung über zwölf Monate.

Nach den bisherigen Ergebnissen darf es als wahrscheinlich gelten, daß Mammakarzinom-Patientinnen mit axillärem Lymphknotenbefall von einer adjuvanten Chemotherapie profitieren, zumindest was die Zeit der Rezidivfreiheit angeht. Ob adjuvant behandelte Frauen eine eindeutig verlängerte Lebenszeit zu erwarten haben, ist bisher noch nicht eindeutig geklärt. Der Unterschied gegenüber der behandelten Kontrollgruppe liegt bei etwa 10 % und ist damit mit Sicherheit niedriger als der initiale Enthusiasmus gegenüber der adjuvanten Chemotherapie erwartet hatte. Absolut noch im Bereich der wissenschaftlichen Prüfung ist die adjuvante Chemotherapie von postmenopausalen Patientinnen mit Mammakarzinom sowie von Patientinnen mit negativen axillären Lymphknoten. Eine adjuvante Chemotherapie dieser Patientengruppen sollte gegenwärtig sicher noch nicht unkontrolliert und außerhalb von Therapiestudien durchgeführt werden.

Tab. 20: Adjuvante Chemotherapie (*Bonadonna* et al. 1981). Resultate nach 6 Jahren

	Kontrollgruppe	CMF (12 Monate)	P-Wert
N	179	207	
Rezidivfreies Überleben total	43,8 %	55,7 %	0,001
Prämenopause	42,7 %	59,8 %	< 0,001
Postmenopause	44,9 %	50,5 %	0,35
Überleben (total)	64,5 %	73,9 %	0,12

Literatur

1. *Bonadonna, G., Valagussa, P., Rossi, A., Taulini, Cr., Brambilla, C., Marchini, S.,* and *Veronesi, U.:* Multimodal Therapy with CMF in resectable Breast Cancer with positive axillary Nodes. The Milan Institute experience. In: Adjuvant Therapy of Cancer III. *Salmon, S. E.,* and *Jones, S. E.* (eds.). Grune and Stratton, New York 1981, S. 435–444

2. *Brunner, K. W.:* Stand der Hormon- und Chemotherapie beim Mamma-Karcinom. Schweiz. med. Wschr. 108, 1338–1350 (1978)

3. *Carter, S. K.:* Chemotherapy of breast cancer: Current status. In: Breast Cancer, trends in research and treatment. Raven Press, New York 1976, S. 196–215

4. *Fisher, B., Slack, N., Katryck, D.,* and *Wolmark, N.:* Ten year follow up results of patients with carcinoma of the breast in a cooperative clinical trial evaluating surgical adjuvant chemotherapy. Surg. Gynec. Obstet. 140, 528–534 (1975)

5. *Fisher, B., Redmond, C.,* and *Wolmark, N.,* et al.: Breast Cancer studies of the NSABP: an editorialized Overview. In: Adjuvant Therapy of Cancer III. *Salmon, S. E.,* and *Jones, S. E.* (eds.). Grune and Stratton, New York 1981, S. 359–369

6. *Henderson, C.,* and *Canellos, G. P.:* Cancer of the breast (two parts). N. Engl. J. Med. 302, 17–30, 78–90 (1980)

7. *Nagel, G. A.,* und *Wander, H. E.:* Metastasierende Mammakarzinome. Dtsch. Ärztebl. 9, 399–402 (1981)

Adjuvante endokrine Therapie

W. Jonat und H. Maass

Ovarektomie und gegengeschlechtliche Behandlung

Zu den prophylaktischen endokrinen Verfahren zählte die Ovarektomie, die Kastrationsbestrahlung oder die Gabe von Androgenen. Die Ergebnisse einiger Untersucher wie *Kennedy* (1), *Fracchia* (2), *Nissen-Meyer* (3) oder des Manchester-Trials zeigten, daß die Ovarialbestrahlung als Zusatzbehandlung bei der Radikaloperation das Intervall ohne Krankheitssymptome durchschnittlich um zwei Jahre bei Prämenopause-Patientinnen und 1,2 Jahre bei Postmenopause-Patientinnen verlängert. Die totale Überlebenszeit wurde jedoch nur unwesentlich beeinflußt. In Tab. 21 sind die Ergebnisse der prophylaktischen Ovarektomie und der therapeutischen Ovarektomie bezüglich des Zeitgewinns für das rezidivfreie Intervall und für das Überleben anhand zweier Studien dargestellt. Da kein Gewinn bezüglich der Überlebenszeit zu verzeichnen war, wurden diese Verfahren folgerichtig als adjuvante Therapie bei nicht selektionierten Patientinnen verlassen.

Tab. 21: Bremer adjuvante Pilot-Studie, Studienpopulation

	Endokrine Therapie ER +	Polychemotherapie ER −
Patientenzahl	52	44
Alter (in Jahren)	62 ($\pm$ 11)	54 ($\pm$ 13)
Mittlerer axillärer Lymphknotenbefall	2 ($\pm$ 2)	3 ($\pm$ 2)
1–3 Lymphknoten befallen (Patientenzahl)	21	20
$\geq$ 4 Lymphknoten befallen (Patientenzahl)	7	15
positiv, unbekannte Lymphknotenanzahl (Patientenzahl)	22	9
Menopausenstatus:		
Prämenopause	6	14
Postmenopause	46	30
Durchschnittlicher ER-Befund (fmoles/mg GP)	161 ($\pm$ 193)	—
Anzahl PR-positiver Patienten	33 (64 %)	8 (18 %)
Durchschnittlicher PR-Befund (fmoles/mg GP)	307 ($\pm$ 574)	142 ($\pm$ 109)

Neue Ergebnisse nach Einführung der Steroidhormonrezeptoranalyse

Die Situation hat sich durch die Einführung der Steroidhormonrezeptoranalyse geändert. So wurde auf dem Consensus-Meeting zur adjuvanten Therapie (4) als Statement zur adjuvanten endokrinen Therapie folgendes festgestellt:

Zur Zeit scheint es so, als gäbe es noch keine hormonelle Manipulation, der genug Vertrauen entgegengebracht wird, um hormonelle Maßnahmen – entweder alleine oder in Kombination mit Chemotherapie – zu einer Standardform der adjuvanten Therapie zu machen.

Publiziert wurden bisher nur zwei prospektiv geplante Studien, bei denen der Östrogenrezeptorbefund vor Behandlungsbeginn bekannt war und Patienten-gruppen entsprechend dem Befund zugeordnet wurden. Dies ist erstens die Studie von *Pearson* u. Mitarb. (5) und zweitens die Studie von *Knight* u. Mitarb. (6).

Zur Studie von *Pearson:* Bei allen Patientinnen wurde eine modifizierte bzw. radikale Mastektomie durchgeführt, und, entsprechend ihrem Östrogenrezeptor-befund, in eine negative und eine positive Gruppe eingeteilt. Anschließend erhielten die Patientinnen in beiden Armen nach Randomisierung entweder CMF oder CMF + Tamoxifen (Nolvadex®) oder CMF + Tamoxifen + BCG. Die Life-table-Analyse der Rezidivrate bei Patientinnen mit positivem und negativem Östrogenrezeptor zeigt, daß Patientinnen mit östrogenrezeptornegativen Tumo-ren deutlich früher rezidivieren als östrogenrezeptorpositive Patientinnen. Betrachtet man den Einfluß des Tamoxifens, so ist bei östrogenrezeptorpositiven Patientinnen eine signifikante Verbesserung durch den Tamoxifen-Zusatz zu erkennen. Dieser Unterschied ist bei östrogenrezeptornegativen Patientinnen nicht nachweisbar. *Pearson* findet also einen vorteilhaften Effekt des Tamoxifens bei Patientinnen in der Prä- als auch in der Postmenopause, die östrogenrezeptor-positive Tumoren besitzen.

In der Studie von *Knight* und Mitarbeitern werden östrogenrezeptorpositive Patientinnen des Stadiums II mit Tamoxifen behandelt und gegenüber einer historischen Kontrollgruppe verglichen, und östrogenrezeptornegative Patientin-nen mit FAC behandelt und ebenfalls mit einer historischen Kontrollgruppe verglichen. Es handelt sich also nicht um eine randomisierte Studie. Nach einer mittleren Beobachtungszeit von bisher nur 15 Monaten findet *Knight* sowohl für die östrogenrezeptorpositive als auch für die östrogenrezeptornegative Gruppe einen Effekt der adjuvanten Therapie gegenüber nicht behandelten historischen Kontrollgruppen. Auf der dritten adjuvanten Therapiekonferenz in Tucson trug *Knight* inzwischen die Zweijahresergebnisse vor und findet dort in der rezeptorpo-sitiven Gruppe keinen Unterschied zwischen adjuvanter endokriner Therapie und Kontrollgruppe. Er führt dieses auf eine zu kurze Gabe des Tamoxifens (ein Jahr) zurück.

Die *Knight*-Studie weist auf ein fundamentales Problem adjuvanter Therapie-studien, insbesondere mit Stratifizierung nach dem Rezeptorstatus, hin. Allge-mein gilt es heute als nicht ethisch, Patientinnen des Stadiums II ohne Therapie in einem Kontrollarm zu belassen. Zur Kontrolle werden daher heute vielfach historische Patientenkollektive ohne Therapie herangezogen. Derartige histori-sche Kontrollgruppen ohne Therapie mit Rezeptorbestimmung sind jedoch kaum vorhanden.

Die Bremer Pilot-Studie

In Bremen haben wir uns Anfang 1979 dazu entschlossen, eine rezeptororientierte adjuvante Studie, welche eine endokrine Maßnahme in der rezeptorpositiven Gruppe beinhaltet, durchzuführen. Abb. 29 zeigt das Vorgehen in dieser Studie. Danach werden Patientinnen mit positivem axillären Lymphknotenbefall und einer maximalen Tumorklassifikation von T 3 einer differenzierten adjuvanten Therapie nach Operation unterzogen. Östrogenrezeptorpositive Patientinnen erhielten 30 mg Tamoxifen (Nolvadex®) pro Tag für zwei Jahre. In Ausnahmefällen, bei besonders ungünstiger Prognose, wurden Patientinnen vor der Menopause zusätzlich ovariektomiert. Alle östrogenrezeptornegativen Patientinnen wurden unabhängig vom menopausalen Status nach dem CMF-Schema nach *Bonadonna* oder einem modifizierten FAC-Schema nach *Jones* behandelt. Einige Patientinnen erhielten als adjuvante Chemotherapie drei Zyklen CMF. Die Studienpopulation ist in Tab. 22 dargestellt.

Tab. 22:

	Zeitgewinn ohne Krankheitszeichen	Zeitgewinn überleben
Prämenopause		
Stadium I, Oslo-Studien	2,12	0,23
Stadium I, Manchester-Studien	2,55	—
Stadium II, Manchester-Studien	1,86	—
Postmenopause		
Stadium I, Oslo-Studien	1,16	1,70
Stadium II, Oslo-Studien	1,25	0,99

nach *Nissen-Meyer* (3)

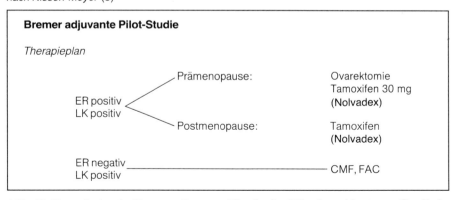

Abb. 29: Therapieplan der Bremer adjuvanten Pilot-Studie. LK = Lymphknoten — C = Endoxan — M = Methotrexat — F = 5-Fluoro-Uracil — A = Adriamycin — (siehe Text!)

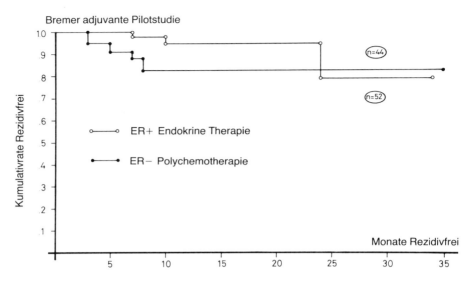

Abb. 30: Prozentuale Rezidivfreiheit nach Primärbehandlung in Abhängigkeit vom Östrogenrezeptorstatus. Grenzziehung Rezeptor positiv/negativ: 20 femtomoles je mg Gewebsprotein. Mittlere Beobachtungszeit 20 Monate

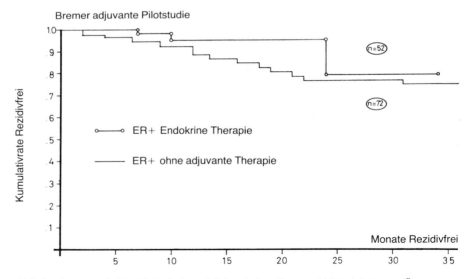

Abb. 31: Prozentuale Rezidivfreiheit nach Primärbehandlung in Abhängigkeit vom Östrogenrezeptorstatus. Vergleich der östrogenrezeptorpositiven Gruppe mit und ohne adjuvante Therapie. Das östrogenrezeptorpositive Kollektiv ohne Therapie wurde uns freundlicherweise von B. McGuire zur Verfügung gestellt

Wie zu entnehmen ist, sind 52 Patientinnen in der östrogenrezeptorpositiven Gruppe behandelt worden und 44 Patientinnen in der Polychemotherapiegruppe. Die mittlere Beobachtungszeit beträgt zur Zeit 20 Monate. Betrachtet man die Rezidivrate, so sind in der endokrin behandelten, östrogenrezeptorpositiven Gruppe von 52 Patientinnen bisher drei Rezidive = 6 % aufgetreten. In der Chemotherapiegruppe entwickelten sieben = 16 % von 44 Patientinnen ein Rezidiv.

Wie aus Abb. 30 bis 32 hervorgeht, vergleicht die *Kaplan-Meier*-Schätzung die östrogenrezeptorpositive, endokrin behandelte Gruppe und die östrogenrezeptor-negative Polychemotherapiegruppe. Stellt man die östrogenrezeptorpositive und die östrogenrezeptornegative Gruppe gegenüber (Abb. 30), so zeigt der *Log-Rank*-Test keinen statistisch signifikanten Unterschied zwischen beiden Behandlungsgruppen. Um die beiden Behandlungsgruppen gegenüber Kontrollgruppen vergleichen zu können, haben wir die Daten von *Knight* als historische Kontrolle herangezogen. Hier zeigt sich sowohl in der rezeptorpositiven als auch in der rezeptornegativen Gruppe gegenüber den historischen Kontrollen aus San Antonio zur Zeit kein signifikanter Unterschied, wohl aber ein deutlicher Trend (Abb. 31 und 32).

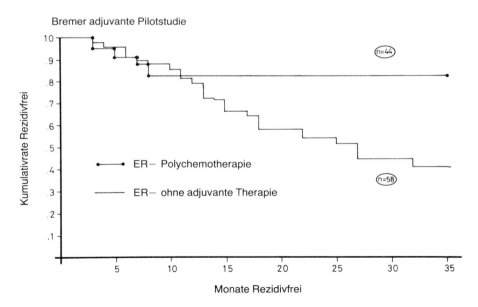

Abb. 32: Prozentuale Rezidivfreiheit nach Primärbehandlung in Abhängigkeit vom Östrogenre-zeptorstatus. Vergleich der östrogenrezeptornegativen Population mit und ohne adjuvante Polychemotherapie. Das östrogenrezeptornegative Patientenkollektiv ohne Therapie wurde uns freundlicherweise von *B. McGuire* zur Verfügung gestellt.

Aufgrund des relativ kurzen Beobachtungszeitraums und der kleinen Patientenzahl kann dieses Ergebnis bisher nur unter Vorbehalt interpretiert werden. Es besteht aber die Notwendigkeit der Überprüfung einer adjuvanten endokrinen Therapie in einer exakt definierten Patientengruppe, so wie es im Rahmen der BMFT-Studie bzw. dem Vorläufer dieser Studie vorgesehen ist.

Literatur

1. *Kennedy, B. J., Mielke, P. W.*, and *Fortuny, I. E.:* Surgery, Gynecol. and Obstet. 118, 524 (1964)
2. *Fracchia, A., Murray, D. R., Farrow, J. H.*, and *Balachandra, V. K.: Surgery*, Gynecol. and Obstet. 123, 272 (1969)
3. *Nissen-Meyer, R.:* The role of prophylactic castration in the therapy of human mammary cancer. Europ. J. Cancer 3, 395 (1967)
4. Consensus Meeting: Adjuvant chemotherapy of breast cancer. Brit. Med. J. 281, 83 (1980)
5. *Pearson, O. H.:* Modern Aspects of the Endocrine Treatment of Cancer. Intern. Congress an Senology, Hamburg, May 1980
6. *Knight, W. A.:* vorgetragen auf: Third International Conference on the Adjuvant Therapy of Cancer. Tucson, Arizona, March 18–21, 1981

Krebsnachsorge

H. Wörner

Möglichkeiten der Krebsnachsorge werden aus der Sicht eines onkologisch gut eingerichteten Kreiskrankenhauses am Beispiel des Mammakarzinoms dargestellt.

Dabei sind die Erfahrungen der letzten sechs Jahre zugrundegelegt. In dieser Zeit wurden an unserer radiologischen Abteilung insgesamt 28 818 Bestrahlungen an 777 Patienten durchgeführt. Zusätzlich zur Strahlentherapie wurden 126 Patienten auch medikamentös gegen ihr Tumorleiden behandelt (100 davon hatten Mammakarzinome). Medikamentös therapiert wurden ausschließlich Metastasen, also fortgeschrittene Stadien der Krebserkrankung.

Die Metastasenverteilung ist in Tab. 23 dargestellt.

Tab. 23: Metastasen-Verteilung

Ort	Zahl	%
Knochen	47	33
Haut	44	31
Lunge	18	13
Lymphknoten	15	10
Pleura	9	6
Leber	4	3
Bronchus	3	2
Ovar	1	1
Hypophysenhinterlappen	1	1
	142	100

Nachsorgeuntersuchungsprogramm

In Anlehnung an diese Zahlen und die Literaturangaben wurde ein *Nachsorge-untersuchungsprogramm* durchgeführt (Tab. 24). Das vierteljährliche Untersuchungsintervall entspricht theoretisch der durchschnittlichen Tumorzellverdopplungszeit von zwei bis drei Monaten beim Mammakarzinom. Diese Tumorveränderung kann im günstigsten Fall subjektiv oder objektiv verifiziert werden, in ungünstigeren Fällen wenigstens bei der nächsten Kontrolle. Für vorwiegend optische Verfahren sind dagegen längere Intervalle angebracht, da eine Verdopplung des Tumordurchmessers erst nach etwa zehnfacher Zellzahl erreicht ist, das heißt nach knapp einem Jahr.

Tab. 24: Routine-Wiederholungsuntersuchungen (Jahre)

Basis-untersuchung	Wiederholungsuntersuchungen (Jahre)									
	¼	½	¾	1	3/2	2	5/2	3	4	5
1. Klinisch	×	×	×	×	×	×	×	×	×	×
2. Labor (BKS, BB, γ-GT, alk. Ph)	×	×	×	×	×	×	×	×	×	×
3. Labor (CEA, AFP)	×			×	×	×	×	×	×	×
4. Röntgen Thorax	×			×	×	×	×	×	×	×
5. Szintigraphie Knochen				×	×	×		×	×	×
6. Röntgen Mammographie				×		×		×	×	×
7. Sonographie Leber				×		×		×	×	×
Szintigraphie Leber				×		×		×	×	×

Ein ähnliches Nachuntersuchungsprogramm wurde auch für das einjährige Versuchsmodell von der KV Nordwürttemberg empfohlen. Dazu muß vermerkt werden, daß die *Leberszintigraphie nur noch in den Fällen eingesetzt wird, in denen die Sonographie keine eindeutigen Ergebnisse liefert.*

Das gezeigte Schema verfolgt den Zweck, durch engmaschige Kontrolluntersuchungen ein Rezidiv der Krebserkrankung so früh wie möglich zu erkennen, weil dann am wirkungsvollsten behandelt werden kann.

Durch die Routinenachuntersuchung wurden innerhalb von drei Jahren 17 Rezidive bei 68 Patientinnen festgestellt. Zwölf dieser Patientinnen hatten selbst Metastasenverdacht, weil sie Knötchen an der Haut sahen oder an Lymphknoten palpieren konnten oder weil Knochenschmerzen eingetreten waren.

Durch entsprechende Untersuchungen konnte dann Klarheit geschaffen werden. Fünf Metastasierungen wurden entdeckt, ehe sie Beschwerden verursachten, davon drei Lungen-, eine Knochen- und eine Lebermetastasierung. Im Hinblick auf das individuelle Schicksal konnte infolge der vorzeitigen Entdeckung und frühzeitig eingeleiteten Behandlung bei vier von diesen letzteren eine zusätzliche Lebensverlängerung von durchschnittlich zehn Monaten geschätzt werden.

Fast alle Patienten hatten neben dem psychischen Anlehnungsbedürfnis an die Autorität des betreuenden Arztes den dringenden Wunsch, in einer terminlich festgelegten, regelmäßigen Überwachung zu bleiben, wodurch sie im Laufe der Zeit, je länger sie objektiv rezidivfrei blieben, ihre psychische Stabilität zurückfinden konnten.

Die regelmäßige Nachuntersuchung mit dem Ziel, Rezidive so früh wie möglich behandeln zu können, ist auch wichtig als Ersatz für die umstrittene und von uns noch nicht routinemäßig praktizierte adjuvante Therapie, also die zytostatische Chemotherapie ohne nachweisbare Metastasen.

Eine optimale Ausnutzung des Nachsorgeprogramms wird durch möglichst *enge Kooperation von Hausarzt und Krankenhausarzt erzielt:* Befunde, Laborwerte, Verdachtsmomente, Eindrücke, Vorschläge telefonisch oder stichwortartig handschriftlich termingerecht austauschen! Individuelle Bestellung und Betreuung auch im Krankenhaus! Sind im Laufe der Nachsorge Metastasen entdeckt worden, so ergeben sich verschiedene Behandlungsmöglichkeiten: chirurgisch, radiologisch oder medikamentös.

Kombinationstherapie

Wie der Vergleich der Kombinationstherapie *Operation — Radiatio — Zytostase* mit *reiner Zytostase* erkennen ließ, ergaben sich bezüglich der Remissionszeit keine statistisch zu sichernden Unterschiede (Tab. 25). Auch in der Überlebenszeit nach der Primäroperation war bei unseren Fällen kein signifikanter Unterschied zu eruieren, wenn man die große Schwankungsbreite der Einzelwerte berücksichtigt (Tab. 26). Man muß danach eben doch annehmen, daß der weitere Verlauf in beiden Gruppierungen von der Fernmetastasierung abhängt und nicht von lokalen Einzelmetastasen, die von Fall zu Fall beseitigt werden. Mit dem ersten Auftreten von Metastasen nach der primären Kuration des Mammakarzinoms muß man davon ausgehen, daß der zellulär-immunologische Resistenzdefekt gegen die Karzinomerkrankung fortbesteht, eine generalisierte Allgemeinerkrankung vorliegt und eine völlige Ausheilung mit den heute zur Verfügung stehenden Mitteln nicht möglich ist.

Tab. 25: Ergebnisse palliativer onkologischer Kombinationstherapie. Vergleich der Kombination Op-Rad-Zytostase mit reiner Zytostase

	Op-Rad-Zytostase Lokale Metastase n = 56	Zytostase Dissem. Metastase n = 24
1. Komplette-Remission	16 %	8 %
2. Partielle Remission	41 %	50 %
3. Status idem	<u>18 %</u> 75 %	<u>17 %</u> 75 %
4. Progression	25 %	25 %
Remissionszeit (mindestens)	14 Monate (3−96 M) n = 42	13 Monate (3−44 M) n = 18

Tab. 26: Zeitabläufe bei palliativer onkologischer Kombinationstherapie

	Op-Rad-Zytostase Lokale Metastase	Zytostase Diss. Metastase	Insgesamt
Ma.-Op bis Rezid.	19 Monate (0−72 M) n = 40	28 Monate (0−108 M) n = 18	22 Monate (0−108 M) n = 58
Ma.-Op bis Tod	47 Monate (8−136 M) n = 28	43 Monate (9−149 M) n = 10	46 Monate (8−149 M) n = 38
Therapie bis Tod	29 Monate (3−101 M) n = 29	15 Monate (4−40 M) n = 12	25 Monate (3−101 M) n = 41

Dennoch ergeben sich aber gute Möglichkeiten, die *Progredienz* der Krebser-krankung längere Zeit aufzuhalten und die Beschwerden der Patienten mit den häufig ganz im Vordergrund stehenden Schmerzen wesentlich zu lindern, ja häufig vorübergehend wieder zu beseitigen.

Die Aufgabe des Hausarztes

Die dazu notwendige Behandlung kann und sollte hauptsächlich vom *Hausarzt* durchgeführt werden, der die Patienten auch psychisch leitet, damit diese mög-lichst nicht aus ihrer Familie herausgerissen werden, weil sie unter der anonymen Einsamkeit in größeren Krankenhäusern besonders leiden. Es ist deshalb zu empfehlen, daß die Behandlung vom Hausarzt zusammen mit dem nächstliegen-den, onkologisch gut eingerichteten Krankenhaus geplant wird. Hier trifft der Patient in der Regel immer die gleichen Ärzte, die meist auch an der Primärversor-gung teilgenommen haben, so daß sich ein persönliches und partnerschaftsähnli-ches Verhältnis ausbilden kann. Bei Entdeckung von Rezidiven wird von Fall zu Fall individuell entschieden, ob eine chirurgische oder radiologische Lokalmaß-nahme, eine zytostatische Allgemeinmedikation oder eine Hormontherapie zuerst in Frage kommt.

Der Hausarzt kann leichter verträgliche zytostatische Kombinationsschemata wie z. B. das CMP-Schema (Tab. 27) der SAKK (Schweizerische Arbeitsgemein-schaft für klinische Krebstherapie) oder die Antiöstrogentherapie mit Tamoxifen (Nolvadex®) selbst durchführen und überwachen, wie dies besonders bei älteren Patientinnen über 50 Jahre oder bei hormonrezeptorpositiven Tumoren indiziert ist. Ob er auch Injektionsbehandlungen in Form des CMF-Schemas (Tab. 28) oder aggressivere Therapien wie das AC-Schema nach Salmon-Jones (Tab. 29) oder das AV-Schema nach *Brambilla* (Tab. 30) in der Praxis selbst durchführen will, hängt von seiner Risikobereitschaft ab. Die Erfahrung zeigt, daß der gewissenhafte

Tab. 27: Zytostatika-Therapie-Schemata

---

3) CPM (SAKK)

d 1−d 7	Cyclophosphamid	100−150 mg/p.o.
d 1−d 3	Methotrexat	3 × 2,5 mg/p.o.

Zykluswiederholungen ohne Pause

Zusätzlich

d 1−d 17	Prednison (Ultracor)	1 mg/kg/p.o.
ab d 18	Prednison	15 mg/p.o./d

Brunner und *Martz*: Remission 60 %

Therapie bis Remissionsende oder Unverträglichkeit

Tab. 28: Zytostatika-Therapie Schemata

---

1) CMF

d 1−d 14	Cyclophosphamid	100−150 mg/m^2/p.o.
d 1+d 8	Methotrexat	40 mg/m^2/i.v.
d 1+d 8	Fluorouracil	600 mg/m^2/i.v.
d 15− d 28	Pause	

12 Zyklen

Bonadonna: Remission 42−68 %

Tab. 29: Zytostatika-Therapie-Schemata

---

6) AC

d 1	Adriamycin	40 mg/m^2/i.v.
d 3− 6	Cyclophosphamid	200 mg/m^2/p.o.
d 7−28	Pause	

etwa 10 Zyklen bis Gesamtdosis v. Adria. v. 540 mg/m^2

Salmon-Jones: Remission 44−84 %

Tab. 30: Zytostatika-Therapie Schemata

---

7) AV

d 1	Adriamycin	75 mg/m^2/i.v.
d 1+8	Vincristin	1,4 mg/m^2/i.v.
d 9−21	Pause	

etwa 6 Zyklen bis Gesamtdosis v. Adria. v. 540 mg/m^2

Bambilla: Remission 52−66 %

Hausarzt mit dem Problem durchaus fertig wird. Erforderlichenfalls könnte diese aggressivere Therapie im nahe liegenden Krankenhaus gegeben werden, wo der Patient den Kontakt zur Familie möglichst eng beibehalten kann. Hier, sofern die Möglichkeit zur Röntgenuntersuchung, zur Sonographie, zur Knochen- und Leberszintigraphie, zur Bestimmung der Tumormarker, zur Telekobalttherapie und zu chirurgischen Interventionen gegeben ist, lassen sich die weiteren notwendigen Nachuntersuchungen und Behandlungen sowie eventuell die Behandlung des Endzustandes auch im Beisein der Familie durchführen.

Literatur

1. *Bonadonna* et al.: ASCO 15 Abstr. 768 (1974)
2. *Bonadonna* et al.: New Engl. J. Med. 294, 405 (1976)
3. *Brambilla* et al.: Brit. med. J. 1, 801 (1976)
4. *Brunner, K. W.:* Schweiz. med. Wschr. 99, 1298 (1969)
5. *Ders.:* Die zytostatische und hormonelle Therapie des Mammakarzinoms. Schweiz. Z. Gynäk. Geburtsh. 3, 325 (1972)
6. *Brunner, K. W.*, et al.: Internist (Berl.) 14, 643 (1973)
7. *Diehl, V., Illiger, J.,* und *Preding, D.:* Tumortherapie Service. Lilly, Bad Homburg v. d. H. 1979
8. *Henningsen, B.,* und *Amberger, H.:* Antiöstrogene Therapie des metastasierenden Mammakarzinoms. Dtsch. med. Wschr. 102, 713 (1977)
9. *Kampmann, P.:* Kongreßnachrichten v. 12. Klin. Radiol. Seminar Dürrheim 1981. Grünenthal, 5190 Stolberg
10. *Kennedy, B. J.:* Hormonal Therapies in Breast Cancer. Sem. Oncol. 1, 119 (1974)
11. *Kiang, D. T.,* and *Kennedy, B. J.:* Tamoxifen Therapy in Advanced Breast Cancer. Ann. Int. Med. 87, 687 (1977)
12. *Martz, G.:* Die hormonale Therapie maligner Tumoren. Heidelberger Taschenbücher 41, Springer Verlag, Heidelberg, Berlin, New York 1968
13. *Martz, G.:* Der Gynäkologe 3, 38 (1970).
14. *Mußgnug* und *Westerhausen:* Alternierende zytostat. Chemoth. + Tamoxifen b. metast. Mammaca. Adriamycin Sympos. Frankfurt/M., März 1981
15. *Nagel, G. A.,* und *Wander, H. E.:* Metastasierende Mammakarzinome. Dt. Ärztebl. 78/9, 399–402 (1981)
16. *Salmon* und *Jones:* AACR Abstr. 359 (1974)
17. *Dies.:* Untersuchungen der Komb. Adriamyc. und Cyclophosph. Onkologie 2, 3 (1979)

Betreuung des Tumorpatienten und seiner Familie*

B. Luban-Plozza u. P. Drings

1. Kommunikation und Krise

Der Tumorpatient ist kein besonderer Mensch, er bedarf allerdings als Kranker einer besonderen menschlichen Zuwendung. Alles, was mit Krebs zusammenhängt, ist psychologisch hoch belastend. Im Mittelpunkt steht die Angst des Patienten vor der Unheilbarkeit, vor der Therapie mit möglichen technischen Pannen, bei denen kein Arzt anwesend ist, vor Schmerzen und der Art des vielleicht langsamen Sterbens. Um mit dieser Angst fertig zu werden, benötigt der Patient seine Familie und den behandelnden Arzt.

Wir haben vielleicht vergessen, daß schon allein unsere Anwesenheit am Bett des Schwerkranken und Sterbenden eine ungemein beruhigende Wirkung haben kann. Für diese Aufgabe hat der blinde englische Dichter *Milton* schöne Worte gefunden: »They also serve who only stand and wait«. Von *William Osler* berichtet sein Biograph *Harvey Cushing*, daß er seine sterbenden Patienten täglich, ja mehrfach täglich besucht habe. Einem am Tumor sterbenden Mädchen brachte er an einem trüben Novembermorgen die letzte Rose aus seinem Garten und versöhnte es so mit dem Tode.

Die Belastungen und Bedrohungen, welchen der Tumorpatient ausgesetzt ist, werden durch die Zahl und Vielfalt der Tumorerkrankungen, die Ungewißheit des Verlaufes, die eigenen psychischen Reaktionen (Persönlichkeit) sowie die Vorurteile und das Fehlverhalten des Umfeldes bestimmt.

Im Krankenhaus befassen sich sehr viele (zu viele?) Personen mit dem Patienten. Es fühlt sich ihnen gegenüber allein. Diese personelle Unruhe kann zu Schwierigkeiten in der Kommunikation führen. Ausführliche, vielleicht sogar in der Flüstersprache geführte Diskussionen am Krankenbett, deren Inhalt vom Patienten nicht oder nur bedingt verstanden wird, verunsichern ihn.

Wir müssen mit dem Patienten natürlich (»unbewaffnet«) kommunizieren. »Bewaffnet«, d. h. versehen mit einem Blutdruckapparat, Spritzen und Geräten, sind Arzt und Krankenschwester von vorne herein überlegen. Ihr Leistungsvermögen steigt im technischen Sinne. Eine übergroße Aktivität oder Polypragmasie dient dem Patienten nicht, sondern schafft nur eine Einbahnbeziehung vom Therapeuten zum Patienten.

Der Patient kann oder will sich oft nicht verbal äußern. Als Folge wird ihm dann weniger Aufmerksamkeit geschenkt, seine Handlungen werden mißverstanden, die Isolation vergrößert sich. Als Alibi für die fehlende Beziehung und das fehlende Bemühen dient dann nicht selten die Erklärung, (z. B.) er sei zerebral geschädigt, es bestünden Hirnmetastasen.

---

* Mit besonderer Berücksichtigung des Kurzbeitrages in »Standardisierte Krebsbehandlung«. Springer-Verlag, 1982

Sehr wichtig ist die stumme Interaktion mit dem Patienten, die persönliche Hilfe auch in Kleinigkeiten, wesentlich das Dabeisein, die Bereitschaft, so lange der Partner des Patienten zu bleiben, wie diese Partnerschaft bestehen kann.

Wir können bezüglich ihrer Reaktionsweise auf die Umgebung vier Patiententypen unterscheiden:

1. der undisziplinierte Patient
2. der perfektionistische Patient mit zwanghaftem Leistungscharakter
3. der unterwürfige Patient
4. der verführerische Patient

In unserem Verhalten zu dem einzelnen Patienten werden wir diese Möglichkeiten berücksichtigen müssen.

Bewußt oder unbewußt scheint die Umgebung häufig den Kontakt mit dem Tumorpatienten zu meiden. Die innere Haltung ist unsicher, der Arzt verschanzt sich hinter einer Fassade der nüchternen Sachlichkeit. Es bestehen Befürchtungen des Arztes gegenüber dem Patienten und seinen Angehörigen, sich zu sehr zu identifizieren. Die stets wiederkehrenden Fragen des Patienten werden als Konfrontation mit eigener Ohnmacht und Sterblichkeit empfunden.

M. Simpson (18) bemängelt, daß Krebskranke bis vor kurzem in der Behandlung und Pflege stark vernachlässigt worden seien, weil sie für das Klinikpersonal meistens kein »Erfolgserlebnis« darstellten. Erst in neuerer Zeit habe sich die Einstellung zu den onkologischen Patienten gewandelt. Man erkenne heute, daß es keinen vernünftigen Grund dafür gebe, im Krebs eine Krankheit zu sehen, die das soziale Ansehen mindere und eine Schande für den Betroffenen und seine Familie bedeute.

Große Bedeutung haben für den Patienten Informationen über sich und seine Krankheit. Man sollte günstige — wenn auch belanglose — Befunde im Gespräch betonen. Diese Befunde stärken das Selbstwertgefühl des Patienten. Ein Verlust seines Selbstwertbewußtseins kann zu einer Verminderung von somatischen und psychischen Reserven, die evtl. mobilisierbar sind, führen. Parallel zu dieser Selbstaufgabe des Patienten kommt es zur Resignation beim Arzt. Ein Beispiel für die Bedeutung der psychischen Reserven liefert folgende Kasuistik:

Ein 58jähriger Landarzt erkrankte an einem Kolonkarzinom, er wurde operiert. Nach 1½ Jahren kam es zum Rezidiv mit Metastasen und Aszites. Er wußte von der Diagnose, sprach jedoch mit niemandem darüber. Das heißt, die Angehörigen schlossen aus der Art, wie er sich verhielt, daß er von der Diagnose wußte. Er wollte nicht ins Krankenhaus, sondern nur von einem befreundeten, viel jüngeren Kollegen behandelt werden. Sein Sohn, ebenfalls Arzt, half bei der Behandlung, wurde aber vom Vater deutlich weniger akzeptiert als der behandelnde Kollege aus der nahen Kreisstadt. Nun betonte dieser tumorkranke Arzt immer wieder, er wolle keine Schmerzmittel. Er erhielt sie deshalb auch nicht bis zum Schluß.

Nach drei Jahren wußte er, daß seine Schwiegertochter gravid war und wünschte unbedingt, den ersten Enkel zu sehen und zu erleben. Trotz ganz intensiver Beschwerden und Schmerzen sprach dieser Mann immer wieder von seinem Enkel, von seinem Willen, den Enkel zu erleben, bestimmte auch ganz genau, welche Transfusionen, Plasmainfusionen, Vitamine ihm zugeführt werden mußten. Bei Punktionen des Aszites führte er mit Bestimmtheit die Nadel des behandelnden Kollegen und sagte: »Hier mußt Du nicht punktieren, hier sind doch Tumormassen, sind doch Krebsmassen, sondern hier kann man noch punktieren«.

Schließlich führte er selbst die Nadel durch die Bauchdecke ein. Nun kam der Enkel zur Welt und wurde ihm nach einer Woche gezeigt. Bei der Taufe im Zimmer wollte dieser Arzt das Porträt seines verstorbenen Vaters haben. So trafen sich eigentlich die vier Generationen. Er war an den folgenden Tagen sehr aufgeräumt, ausstrahlend sprach er immer wieder vom Enkel und starb friedlich eine Woche später, also 14 Tage, nachdem der Enkel zur Welt gekommen war.

Von *Elisabeth Kübler-Ross* wurde in Interviews mit Sterbenden beschrieben, wie der todkranke Mensch die Krise seines Sterbens in fünf Phasen bewältigt, wenn ihm dazu die nötige Zeit bleibt. Es sind dies:

1. Nicht-wahr-haben-Wollen und Isolierung (der Patient weigert sich anscheinend, seine Erkrankung anzunehmen)
2. Zorn und Auflehnung
3. Phase des Verhandelns (Bittgesuche vor allem an die Ärzte)
4. Depression
5. Versöhnung mit dem Schicksal. Zustimmung »in Frieden und Würde«.

Aus der Beobachtung anderer Krisensituationen darf geschlossen werden, daß diese Phasen einem allgemeinen Prinzip der Krisenbewältigung entsprechen. Es wird in verschiedenen existentiellen Prozessen, welche die persönliche Identität bedrohen, besonders deutlich.

Jede noch so infauste Wahrscheinlichkeit enthält ein Fünkchen Hoffnung; denn der sichere Blick in die Zukunft ist auch dem prognostisch erfahrenen Arzt in aller Regel verbaut. Davor steht die reale Erfahrung der unwahrscheinlichen Wendungen trotz infauster Prognose. Deshalb ist es immer richtig und notwendig, die Hoffnung der Kranken zu stärken. Man muß deshalb noch lange nicht zur Unwahrheit Zuflucht nehmen.

»Wahrhaftigkeit am Krankenbett« ist ein interdisziplinäres Anliegen. Es betrifft nicht nur die verschiedenen den Tumorkranken behandelnden oder begleitenden Ärzte, sondern darüber hinaus seine Angehörigen, die Pflegenden und auch die Seelsorger (2).

Entgegen der noch vor einigen Jahren weit verbreiteten Auffassung unter Ärzten streben wir heute die Aufklärung des Patienten über seine Krankheit an. Sie muß immer behutsam und individuell geschehen und berücksichtigen, was der Patient wirklich wissen will (2). Sie sollte durch den behandelnden Arzt selbst, nicht etwa durch den Psychotherapeuten oder Seelsorger, erfolgen.

Krebspatienten sind keine besonderen Menschen.

Sie brauchen als besonders chronisch Kranke allerdings eine besondere menschliche Zuwendung.

Der Patient erlebt die Konfrontation mit dem Tode erst durch die Diagnose »Krebs«, nicht schon durch die Erkrankung selbst.

Hinsichtlich des Zeitpunktes eines aufklärenden Gespräches ist man sich einig, daß es nicht schon anläßlich des ersten Verdachtes oder der ersten Konsultation erfolgen darf. Der Patient sollte bereits einen Verdacht empfunden und ausgesprochen haben (3).

Das Gespräch wird man führen, wenn ein Vertrauensverhältnis zwischen Arzt und Patienten entstanden ist. Andererseits kann einer direkten Frage des Patienten nicht ausgewichen werden. Mit der nackten medizinischen Diagnose fängt der Patient in der Regel nicht viel an, sie muß für ihn verständlich erläutert werden, anderenfalls ist ein echtes Gespräch unmöglich. Den Patienten interessieren, mehr als die medizinische Diagnose allein, die Konsequenz für sein Leben, seine Lebenserwartung, die auf ihn zukommenden Belastungen und therapeutischen Konsequenzen.

Terrence Rattigan (»Liebe ist der Liebe Preis«) beschreibt in seinem Stück eindringlich, wie sich die todgeweihte Lydia mit dem bevorstehenden nahen Ende gelassen auseinandersetzt. Darum sucht der Krebspatient seinen persönlichen, vertrauten Arzt. Er muß des Krebskranken Partner bleiben. »Nichts ist schlimmer als ein steter Wechsel der Bezugsperson« (4).

Gleichzeitig mit der Eröffnung der Diagnose muß also dem Patienten Hoffnung gegeben werden, nach Möglichkeit ein therapeutisches Angebot gemacht werden.

Dadurch versprechen wir auch dem Patienten, daß wir ihn nicht allein lassen werden (3). Dieses aufklärende Gespräch wird oft mit der Begründung gescheut, den Patienten schonen zu wollen; dahinter verbirgt sich nicht selten die Sorge des Arztes, daß es nach Konfrontation mit der Diagnose zu einem Bruch mit der persönlichen Beziehung zwischen Patient und Arzt kommen kann. In diesem Gespräch muß man sich darüber klar sein, daß die Wahrheit nur relativ ist und daß durchschnittliche Überlebensdauer und Erfolgsquoten der Therapie für die einzelne Person recht wenig besagen. Es sollte nur eine »Wahrheit des Jetzt« mitgeteilt werden, vorsichtig dosiert und dem »roten Faden«, den der Patient anbietet, angepaßt.

Eine primitive, radikale, rücksichtslose Offenbarung eines Biopsiebefundes ist falsch, sie dient lediglich dem Selbstschutz des Arztes.

Wenn wir beim Patienten das Bedürfnis nach einer Verleugnung des Tumorleidens entdecken, sollten wir sie respektieren. Diese Verleugnung ist eine Schutzreaktion des Patienten, der »das letzte Wort« hat. Ein immer unschärfer werdendes Körpergefühl, mit Regression in engere Lebensräume und auf sich selbst, läßt den Patienten die Phase des Haderns überwinden und schließlich das Stadium der Aussöhnung mit der Todesdrohung erreichen.

Viele Patienten geben im Verlauf der Erkrankung die Verleugnung auf und treten in die Phase des Haderns mit ihrem Schicksal ein. Sie suchen einen Sündenbock (4) in ihrer Umgebung und finden diesen im Arzt, dem Pflegepersonal und ihren Familienangehörigen. Diese Phase des Haderns kann sehr belastend für eine gute Betreuung des Patienten sein.

2. Informationsebene und »Familienkonfrontation«

Psychologische Untersuchungen (8) zeigen, daß der Therapeut häufig die Familienangehörigen (Ehepartner, Sohn, Vater) beschuldigt, der Tragik der Krankheit nicht gewachsen zu sein. In dieser Angst und Unwissenheit wird umgekehrt der Arzt in der Familie als Sündenbock gesehen (»beschuldigt«); damit er wieder Spielraum gewinnen kann, muß er von dieser Schuld befreit werden. Dies kann am besten bei einem Familiengespräch, auch im Sinne der »Familienkonfrontation«, geschehen.

Der Tod ist nicht das »Endergebnis einer Krankheit«, sondern er wird zur persönlichen Aufgabe (20). *Rainer Maria Rilkes* unnachahmliche Ausführungen in den »Tagebüchern des Malte Laurids Brigge« können als Kontrast erwähnt werden:

»Heute sterben sie hier (im ältesten Pariser Krankenhaus) in 559 Betten. Natürlich fabrikmäßig. Wo die Produktion so enorm ist, wird ein individueller Tod nicht so nett ausgeführt; aber am Ende macht das nichts aus. Was zählt, ist die Quantität. Wer schert sich heute um einen schönen polierten Tod? Niemand. Sogar die Reichen, die sich schließlich den Luxus eines Todes in feinster Ausführung leisten könnten, werden langsam achtlos und gleichgültig, der Wunsch nach einem eigenen Tod wird immer seltener . . . Man stirbt, wie's gerade kommt, man stirbt den Tod, der zur Krankheit gehört, die man hat (denn seit man alle Krankheiten kennengelernt hat, weiß man auch, daß die verschiedenen tödlichen Ausgänge zu den Krankheiten und nicht zu den Leuten gehören, und der kranke Mensch hat sozusagen nichts zu tun)«.

Patient, Familie und Behandlungsteam gehören zusammen. Sie bilden ein Arbeitsbündnis, wobei das Dreieck — Patient/Arzt/Familie — als Stütze dient. Die Lebensbedingungen und das therapeutische Klima beeinflussen den Lebenswillen des Patienten ganz entscheidend.

Der Therapeut muß das individuelle Familiensystem und die Familienbeziehungen (21) berücksichtigen. Er muß sich fragen, welche Bedeutung das Leiden für den Patienten und für die Familienmitglieder hat, was in der Familie los ist, welche Kräfte hier vorhanden sind, sowohl vor als auch ganz besonders während der Erkrankung. Werden diese Kräfte erkannt, lassen sie sich auch besser mobilisieren. Deshalb sollte es zur Regel gemacht werden, nicht nur den Patienten selbst, sondern den »Patienten Familie« zu beobachten und zu betreuen (10, 19).

Es besteht die Tendenz zur Überinformation der Angehörigen und unzureichenden Information des Patienten. Dadurch entsteht die Gefahr, daß die Angehörigen die Trauerarbeit schon vor dem Tode des Patienten abschließen und ihn isolieren. Um dem Patienten beistehen zu können, sollten seine Angehörigen den gleichen Informationsstand wie er selbst haben (16).

Das »double bind« — die unterschiedliche Ebene der Information in der Familie — paralysiert diese genannte Möglichkeit, die Mitarbeit der Familie. Bei diesem Dilemma kann niemand echt und natürlich direkt handeln, sondern alles wird reflektiert im Sinne einer gewissen Hemmung, während doch eine Öffnung erwünscht ist.

Wir sollten dieses System erkennen, um alle Informationen zu benützen und zu berücksichtigen, die wir bekommen können. Diese Informationen sollten, wenn möglich, nicht aus dritter Hand, sondern durch direkte scharfe Beobachtung, durch Hören durch das »dritte Ohr«, ganz besonders durch das, was wir als Familienkonfrontation entwickelt haben, gewonnen werden (1).

Dabei versuchen wir, die Familienmitglieder miteinander zu vergleichen und zu erfahren, wie sie zueinander stehen, was sie verbalisieren. Wie sie zu dem Patienten sind, zum Beispiel bei Besuchszeiten, und welche Geschenke sie mitbringen, wie die Begrüßung ist, ob sie auf eigentliche Wünsche eingehen; kurz, wie sie eben sind, was sie sind, und nicht nur, was sie haben und sagen, was sie als Status bedeuten, oder einfach äußerlich als Fassade bieten. So können wir versuchen, auf den Konfliktknoten zuzusteuern. Die verschiedenen Ebenen der Kommunikation und im Sinne des »double-bind« erlauben ein solches Zusteuern nicht, sondern zerstreuen die Kräfte.

Wir möchten eine Vertrauensbasis für eine freie Kommunikation schaffen. In der Familienkonfrontation können wir auch klären und erklären, es kann zur Gärung kommen, evtl. zu Streitigkeiten, aber durch diese Gärung kann eine gewisse Klärung ermöglicht werden.

Der Arzt ist nicht als Richter da, sondern einfach als Partner, der versucht, den Leuten gezielt zu helfen. Evtl. sind sogar kreative Lösungen, paradoxe Lösungen anzustreben, wie die Familienangehörigen dem Tumorpatienten am besten helfen können. Jedenfalls besteht eine Möglichkeit, Reserven dieser Familiengruppe zu mobilisieren.

Bei den komplexeren Systemfaktoren versuchen wir eine einfachere, auf kleine Schritte abgestimmte Öffnung zu erzielen. Es ist schwierig, Gefühle zu strukturieren, aber es ist möglich, gewisse Systemkreise zu sehen und sie in diesem Sinne, im positiven Sinne zu beeinflussen. Für den Therapeuten soll es heißen, scharf beobachten, gezielt intervenieren. Ähnliche Überlegungen gelten in den *Balint*gruppen für den *Balint*gruppenleiter (12).

3. Zur Beziehungsebene

Aus dem Fallseminar nach *Balint*, Therapiewoche, Karlsruhe 28. August 1978:

Ein erfahrener älterer Kollge berichtete von einem 48jährigen Patienten, der bei ihm seit 18 Jahren in Behandlung ist und bei dem vor 1 ½ Jahren ein Bronchialkarzinom diagnostiziert wurde, das sich bei einem Eingriff als inoperabel erwies. Der Patient wurde davon nicht informiert, vielmehr wurde ihm mitgeteilt, daß alles in Ordnung sei. Neben mehr oder weniger häufigen Hustenanfällen geht es ihm seither ganz gut. Allerdings — er ist von Beruf Beamter — ist er seither invalidisiert. Der Kollege fühlt beim Patienten ab und zu einen Blick »stillen Vorwurfs«, den auch die vom Arzt aufgeklärte Ehefrau gegen sich gerichtet fühlt. Sie wirft den Medizinern vor, ihren Mann nicht gleich nach der Operation aufgeklärt zu haben, andererseits erwartet sie aber eine Katastrophe, wenn er erfährt, daß er unheilbar krank ist. Nach Meinung des Kollegen weiß der Patient wohl sicher nicht, was er hat, vermutet aber wahrscheinlich etwas.

Er selbst hat dem Patienten nur gesagt, daß es sich um eine langdauernde chronische Krankheit handelt. Er möchte dem Patienten nicht die schönen Tage nehmen, die dieser wieder in Form von Urlaubstagen im Schwarzwald oder anderswo mit seiner Frau genießt.

Aus dem Kreis der Teilnehmer kamen einige bohrende Fragen: Was ist der Patient für ein Mensch? Wird er nicht allmählich durch seine Krankheit selbst merken, daß er unheilbar krank ist? Sucht der Arzt nicht nach Ausreden, um den Patienten nicht selbst aufklären zu müssen, indem er einfach die Katastrophenvorstellungen der Ehefrau übernimmt? Welche Anhaltspunkte hat er selbst in seinem Umgang mit dem Patienten für die »Katastrophe«? Der Kollege meint dazu, daß dies alles nicht so einfach sei, wenn man einen Patienten 18 Jahre lang kennt. Er fühlt sich ratlos und meint auch, daß das Vertrauen des Patienten ihm gegenüber in Gefahr ist, wenn er ihn jetzt 1 ½ Jahre später aufklärt. Außerdem habe er selbst noch die Hoffnung, daß es bei dem Patienten zu einer Heilung komme.

4. Der Patient braucht einen Partner

Im Laufe der Diskussion wurde sehr deutlich, daß der Patient einerseits eine Ausnahmestellung in der Praxis des Arztes hat — er kann jederzeit zum Abholen der »Aufbauspritzen«, die in Wirklichkeit Zytostatika sind, kommen. Andererseits nehmen sich alle Menschen in seiner Umgebung — ob Ehefrau oder Hausarzt — zusammen, kontrollieren sich, damit der Mann nicht die Wahrheit erkennt. Genau genommen existieren zwei Problemebenen: die Angst des Patienten vor seiner Diagnose und die des Hausarztes und der Ehefrau vor der Katastrophe. Man könnte sagen, alle haben Angst vor der Angst, die der Patient haben könnte.

Es ist durchaus möglich, daß der Patient seine Frau und den Arzt »schont«.

Man versuchte, sich an somatischen Fakten, an organisatorischen Möglichkeiten oder an theoretischen Konzepten zu orientieren, um etwas für den Patienten zu tun.

Man stellte die Frage, ob sich der Arzt oder wir uns nicht überfordern, wenn wir das Leben für den Patienten organisieren wollen. »Es geht nicht so sehr darum, was Sie tun, sondern was Sie für den Patienten sind. Oft ist es wichtiger, etwas weniger Mediziner und etwas mehr Mensch zu sein«.

Ein Gruppenteilnehmer berichtete:

Um das subjektive Element der *Balint*-Arbeit ein wenig deutlicher zu machen, im folgenden das eigene Erleben eines Teilnehmers aus der oben dargestellten Gruppe.

»Wer möchte berichten«? fragt der Leiter. Nach einigem Zögern fragt ein älterer Kollege, ob er über ein Problem mit einem Krebspatienten berichten dürfe, bei dem er das Hereinbrechen einer Katastrophe befürchtet, wenn dieser seine Diagnose erfahre.

»Eigentlich könnte ich mir an einem Sonntagnachmittag etwas Angenehmeres vorstellen. Ich stelle mich also mit etwas Widerwillen darauf ein, dem Kollegen zuzuhören. Schon nach ein paar Sätzen merke ich, daß ich mitten drin bin. Das kenne ich auch: Jemand ist schwer erkrankt und hat wenig Hoffnung, geheilt zu werden. Niemand hat es ihm bisher gesagt, aus Angst, es könne zu einer Katastrophe kommen. Ich sehe so einen Patienten fast täglich. Die Gespräche laufen zögernd mit viel Vorsicht. Ein Gefühl wie in Watte. Ich möchte dem berichtenden Kollegen mitteilen, daß ich diese Situation gut kenne und seine Angst verstehe.

Aber da kommt es schon aus der zweiten Reihe, dem Außenkreis: seine Frage nach der anderen, ein wohlgemeintes Rezept nach dem anderen. Von einigen Kollegen zunächst vorsichtige, dann heftiger werdende indirekte Angriffe: aber glauben Sie denn, Herr Kollege, daß der Patient wirklich so naiv ist und nichts merkt? Natürlich merkt er, da bin ich sicher, und ich spüre das Zerwürfnis, den berichtenden Kollegen von meiner Annahme zu überzeugen. Prompt falle ich ein in den Chor der Ungeduldigen, Drängenden, Besserwissenden.

Die Interventionen der Leiter machen mir deutlich, daß es hier nicht um das Anpreisen der eigenen Lösungsvorschläge geht, die, genauer besehen, den eigenen Idealvorstellungen näher stehen als der konkreten Berufspraxis, sondern um das Verstehen einer für den Berichtenden schwierigen Situation. Die Gruppenleiter fragen bedächtig nach und lenken die Aufmerksamkeit der Gruppe immer wieder auf das Problem des berichtenden Kollegen mit dem Patienten. Das führt dazu, daß die Heißsporne nachdenklicher werden und bisher stille Teilnehmer ihre Eindrücke mitteilen. Ich bin oft überrascht, wie feinfühlig manche Menschen nach so kurzer Zeit aufeinander eingehen können. So kommen mit der Zeit viele verschiedene Eindrücke zusammen, und meine feste Überzeugung vom Anfang weicht einer nachdenklichen Stimmung. Ich spüre, wie unsinnig es doch ist, fertige Lösungen anzubieten für Probleme, die so sehr ins Persönliche gehen, daß es nur Lösungen gibt, die die Zeit hatten zu reifen.

Für einen Moment frage ich mich, wie der berichtende Kollege sich jetzt wohl fühlt. Es muß ganz schön anstrengend für ihn sein und ich bin froh, daß er der Gruppe standhält, sich nicht zurückzieht. Aber er steht nicht allein da mit seinem Problem, es wird jetzt immer deutlicher, daß es ein jeder kennt, denn einige Teilnehmer berichten spontan von eigenen ähnlichen Erfahrungen.

Bei den Gruppenleitern hatte ich immer das Gefühl, daß sie zwar ein Ziel, eine Lösung verfolgen, aber nie über den Kopf des Problemsuchenden hinweg. Ja, es war für mich das Erstaunlichste zu erfahren, daß der erste Schritt zu einer Lösung darin bestehen kann, sich von dem Zwang, für andere Menschen Lösungen finden zu müssen, freizumachen. Damit wird für den Hilfesuchenden der Weg frei, seine eigenen Lösungen zu suchen.

Es geht nicht darum, das Leben eines Krebskranken in die Hand zu bekommen, und analog dazu geht es in der Gruppe nicht darum, für jemanden etwas zu lösen. So entspannt sich gegen Schluß die Stimmung bei mir und auch in der Gruppe, ich spüre das Bedürfnis, mit dem Kollegen und auch einigen anderen weiterzureden«.

5. Patient und Angehörige

Im Kontakt mit jeder betroffenen Familie sind zwei Dinge ganz gezielt zu berücksichtigen:

1. die Einleitung zur *Trauerarbeit* des Patienten und die rechtzeitige Einleitung zur Trauerarbeit der Familienmitglieder
2. das sogenannte *Familiengeheimnis* durch Kommunikationssperren zu hüten oder nicht zu hüten, aber in der Gemeinsamkeit nicht wieder ins double-bind-System zu verfallen.

Familienangehörige bitten oft den Therapeuten, dem Kranken gegenüber die Diagnose »Krebs« zu verschweigen.

Ein Beispiel für eine Situation, die vermieden werden sollte:

Ein Arzt behandelt seine Schwiegermutter. Jeder in der Familie schweigt über die richtige Diagnose: Metastasen eines Mammakarzinoms. Die Mutter macht mit, sagt nie etwas, fragt nie nach der Möglichkeit von Metastasen. Alle haben den Eindruck, es ginge doch ziemlich friedlich. Doch die Mutter ist sehr depressiv, spricht praktisch mit niemandem, man deutet das als Ausdruck bereits vorhandener Hirnmetastasen. Drei Wochen nach dem Tod der Schwiegermutter entdeckt der Arzt selbst durch Zufall eine größere Anzahl Briefe, die diese Frau ihrem verstorbenen Mann geschrieben hatte, weil sie, wie sie sich in den Briefen ausdrückte, sonst überhaupt keine echte Kommunikation in der Familie verspüre. In diesen Briefen beschreibt sie ganz genau, wie sie der Familie die Schande und die Traurigkeit einer Krebserkrankung ersparen wollte. In dieser Arztfamilie hat also die Patientin genau gewußt, um was es geht, und der Arzt hat nie etwas davon gemerkt. Dafür mußten alle die Trauerarbeit von einem ganz unmöglichen Winkel aus beginnen.

Es kann auch der Patient trotz eigener Ängste »Theater« mit seinen Angehörigen spielen. So bestellte eine 38 Jahre alte, an Leukämie erkrankte Patientin drei Tage vor ihrem erwarteten Tod eine Perücke — sicher nur für die Angehörigen, nicht für sich.

6. Psychosomatischer Ansatz

Es ist ein therapeutischer Mißgriff, den Krebskranken aufgrund seiner seelischen Ausnahmesituation und ungewöhnlichen Belastung zum »psycho-therapeutischen Fall« abzustempeln. Der Patient erlebt vielmehr in der Regel jeden normalen menschlichen Kontakt als hilfreich, auf das Wort »Psychotherapie« indessen reagieren die meisten Kranken abweisend. (»Nun bin ich körperlich schon so schwer krank, jetzt soll ich auch noch verrückt sein«).

Allerdings reagieren nicht wenige Krebskranke mit schlechter Prognose auf dieses einschneidende Ereignis der Erkrankung mit einer so starken Regression ihrer Vitalantriebe, daß es dem Bild einer Psychose ähnelt. Sie fühlen sich total leer und wie ausgebrannt. In dieser Situation kann eine Indikation zur Psycho-Therapie bestehen. Die Kenntnis der psychosomatischen Gegebenheiten der Krebskrankheit sowie die sich aus der modernen Behandlungssituation ergebenden notwendigen Folgerungen müssen im Laufe der Zeit zu einer Umgestaltung der therapeutischen Gesamtsituation im Sinne der patientenbezogenen Medizin führen (15, 10).

Wir können von einem psychosomatischen Zugang zu dem Patienten sprechen. Beim Tumorpatienten geht man selbstverständlich nicht langwierig analytisch vor, sondern verwendet situationsbedingt stützende Methoden. Eine »Psychoskopie« mit Fragenbombardement ist zu vermeiden.

Folgende psycho-therapeutische Methoden kommen zum Zuge (14):

1. kontinuierliche positive Übertragung im Rahmen einer *stabilen* Objektbeziehung
2. Ständige potentielle *Verfügbarkeit*
3. Vermittlung von Gelegenheiten zur *Verbalisierung* der sekundär-hypochondrischen Vorstellungen, der Gefühle und der Frustrationsaggression des Kranken
4. Ergänzende psychologische Unterstützung des somatischen Therapieprogramms. In diesen Bereich gehört auch die Auflösung allfälliger Konflikte und Depressionen bzw. Kränkungen zwischen Kranken und Behandlungsteam
5. Erkennen der »dritten Wirklichkeit« (17), also des Religiösen, Unbedingten im Menschen. Rationales und Irrationales gehören zum Bild des Menschen.

Literatur

1. *Kübler-Ross, E.:* Interviews mit Sterbenden, 15. Auflage. Kreuz-Verlag, Stuttgart 1983
2. *Senn, H.:* Wahrhaftigkeit am Krankenbett Schweiz. Ärztez. 7 (1977) 234–241
3. *Koch, U.,* und *Ch. Schmelling:* Umgang mit Sterbenden — ein Lernprogramm für Ärzte, Medizinstudenten und Krankenschwestern. Med. Psych. 4 (1978) 81–93
4. *Billeter, A.:* Probleme der Arzt-Patienten-Beziehung beim Tumorkranken. 1. Ostschweizerische Ärzte-Fortbildungstagung »Onkologie und Hämatologie für die Praxis« 1978
5. *Mattern, H.:* Der Krebskranke und sein Hausarzt Ärztl. Praxis 35 (1979) 1653
6. *König, U.:* Psychologische Aspekte des tumorkranken Patienten 1. Ostschweizerische Ärztefortbildungstagung »Onkologie und Hämatologie für die Praxis«. 1978
7. *Grossarth-Maticek, R.:* Krebserkrankung und Familie. Familiendynamik 4 (1976) 294–303
8. *Sapir-M.:* La formazione psicologica del medico Etas libri, Milano 1975
9. *Frick, V.:* 10. Fortbildungskurs Fachärzte der Frauenheilkunde 1977
10. *Luban-Plozza, B.* und *W. Spiess:* Die Familie: Risiken und Chancen, 2. Auflage. Antonius Verlag, Solothurn 1982
11. *Luban-Plozza, B.* und *W. Pöldinger:* Der psychosomatisch Kranke in der Praxis, 4. Auflage. Springer, Berlin/Heidelberg/New York 1980
12. *Luban-Plozza, B.:* Praxis der Balint-Gruppe, Beziehungsdiagnostik und Therapie. Springer, Berlin/Heidelberg/New York/Tokio. 2. Auflage in Vorbereitung
13. *Eissler, K. R.:* Der sterbende Patient. Zur Psychologie des Todes Frommann-Holzboog, Stuttgart 1978
14. *Freyberger, H.:* persönliche Mitteilungen
15. *Bahnson, C.B.,* et al: A psychologic study of cancer patients. Psychosom. Med. 33 (1971) 466–481
16. *Baltrusch, H. J. F.:* Psychosomatische Beziehung bei Krebskrankheiten. Psychosoma. Med. 1 (1969) 196–219
17. *Staehelin, B.:* Haben und Sein. Editio academica, Zürich 1969
18. *Simpson, M.:* persönliche Mitteilungen
19. *Meyer, J. E.:* Die Krebskrankheit, psychologische Aspekte ihrer Erkennung und Behandlung. Das Gespräch *24,* S. 58–63. Die Situation des chronisch Kranken und des Sterbenden — Eine neue Aufgabe für die Psychiatrie? Symposium der Tropon-Werke 1976
20. *Meerwein, F.:* 1. Die Psychologie des Krebskranken. Folio Psychopractica. Roche, Basel 1978. 2. Einführung in die Psycho-Onkologie, 2. Auflage. H. Huber, Bern/Stuttgart/Wien 1981
21. *Stierlin, H.:* Delegation und Familie. Suhrkamp, Frankfurt 1978

Anhang
Niedersächsischer Nachsorgepaß

Auskunft erteilt: Kassenärztliche Vereinigung
Bezirksstelle Osnabrück
Rolandstraße 8
4500 Osnabrück

Sämtliche Abbildungen und Legenden nach
Frhr. v. Toll-Jürgens, P. Otremba u. A. Boßmann: Der Niedersächsische Nachsorgepaß. Sonderbeilage zum Niedersächs. Ärztebl. H.20 (1983)

Der *Niedersächsische Nachsorgepaß* (Patientenpaß) wurde vom *Zentralinstitut für die Kassenärztliche Versorgung in der Bundesrepublik Deutschland* und den onkologischen Arbeitskreisen in Niedersachsen gestaltet. Er beinhaltet die persönlichen und krankheitsbezogenen Daten des Patienten. Befunde sind nicht niedergelegt. Die fortlaufende Paßnummer wird von der Verteilerstelle vergeben und in den Patientenunterlagen des behandelnden Arztes vermerkt.

```
Dieser Paß ist Eigentum von:

Name: _____

Vorname: _____  geb. am: _____

Wohnort: _____
         _____

Erkranktes Organ: _____
                  _____

Primärtherapie:  Operation  ☐  Chemotherapie  ☐
                 Radiatio   ☐  Hormontherapie ☐

Zeitpunkt der
Diagnosestellung:   Monat:       Jahr:

Zu berücksichtigende
Nebenerkrankungen: _____
_____
_____
_____
_____
_____

Medikamentenallergie(n): _____
_____
_____

Laufende Paßnummer  000045
```

Stempel der betreuenden Ärzte/Kliniken:

Primärtherapie durchgeführt von:	weitere Therapie durchgeführt von:	weitere Therapie durchgeführt von:
Untersucher Nr. 1	Untersucher Nr. 2	Untersucher Nr. 3
Tel.:	Tel.:	Tel.:
Nachsorgeprogramm festgelegt von: Hausarzt:		
Untersucher Nr. 4	Untersucher Nr. 5	Untersucher Nr. 6
Tel.:	Tel.:	Tel.:
Untersucher Nr. 7	Untersucher Nr. 8	Untersucher Nr. 9
Tel.:	Tel.:	Tel.:
Untersucher Nr. 10	Untersucher Nr. 11	Untersucher Nr. 12
Tel.:	Tel.:	Tel.:

Herausgeber: KV Niedersachsen

Anschriften und Telefonnummern der an der Behandlung und Nachsorge beteiligten Ärzte und Kliniken sind lückenlos dokumentiert und zur schnellen Identifikation mit einer Untersuchernummer versehen.

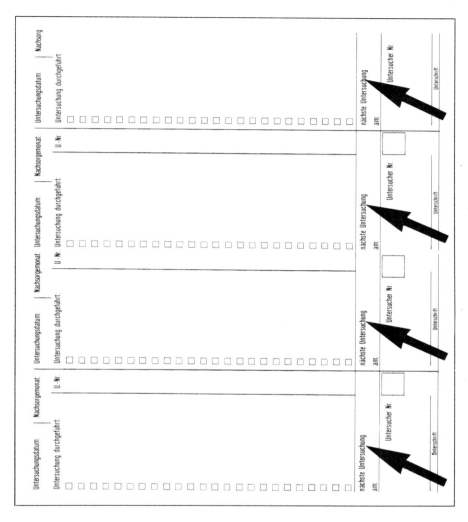

Auf dem Faltblatt werden die einzelnen Kontrolluntersuchungen abgezeichnet und die neuen Termine vorgemerkt.

Mehrere tumorspezifische Nachsorgeschemata sind als Orientierungshilfen beigegeben. Sie existieren für folgende Lokalisationen: Mamma, Collum und Corpus uteri, Ovar, Prostata, ableitende Harnwege, Nierenparenchym, Hoden, Bronchialtumor (Kleinzeller und Nichtkleinzeller), oberer Gastrointestinaltrakt (Magen, Ösophagus), Hepatopankreatische Region (Gallenblase, Leber, Choledochus, Pankreas), Colon, Rektum, Anus, Maligne Lymphome in Vollremission (Hodgkin, Non-Hodgkin, Plasmocytom), Melanom, Basaliom, »High risk« Knochen- und Weichteilsarkome, »Low risk« Knochen- und Weichteilsarkome.

Collum und Corpus

Monate												1. Jahr	2. Jahr				3. Jahr				4. Jahr				5. Jahr			
1	2	3	4	5	6	7	8	9	10	11	12		15	18	21	24	27	30	33	36	39	42	45	48	51	54	57	60

Nierenparenchym

Monate												1. Jahr	2. Jahr				3. Jahr				4. Jahr				5. Jahr			
1	2	3	4	5	6	7	8	9	10	11	12		15	18	21	24	27	30	33	36	39	42	45	48	51	54	57	60

Ovar

Monate												1. Jahr	2. Jahr				3. Jahr				4. Jahr				5. Jahr			
1	2	3	4	5	6	7	8	9	10	11	12		15	18	21	24	27	30	33	36	39	42	45	48	51	54	57	60

Ableitende Harnwege (kleines Programm)

Monate												1. Jahr	2. Jahr				3. Jahr				4. Jahr				5. Jahr			
1	2	3	4	5	6	7	8	9	10	11	12		15	18	21	24	27	30	33	36	39	42	45	48	51	54	57	60

Ableitende Harnwege (großes Programm)

Monate												1. Jahr	2. Jahr				3. Jahr				4. Jahr				5. Jahr			
1	2	3	4	5	6	7	8	9	10	11	12		15	18	21	24	27	30	33	36	39	42	45	48	51	54	57	60

Hoden (kleines Programm)

Monate												1. Jahr	2. Jahr				3. Jahr				4. Jahr				5. Jahr			
1	2	3	4	5	6	7	8	9	10	11	12		15	18	21	24	27	30	33	36	39	42	45	48	51	54	57	60

Hoden (großes Programm)

Monate												1. Jahr	2. Jahr				3. Jahr				4. Jahr				5. Jahr			
1	2	3	4	5	6	7	8	9	10	11	12		15	18	21	24	27	30	33	36	39	42	45	48	51	54	57	60

Prostata

Monate												1. Jahr	2. J.		3. J.		4. J.		5. J.	Jahre				
1*	2*	3	4	5	6	7	8	9	10	11	12		18	24	30	36	42	48	60	6	7	8	9	10

Mamma

		1	2	3	4	5	6	7	8	9	10	11	12	15	18	21	24	27	30	33	36	39	42	45	48	51	54	57	60
		Monate				1. Jahr								2. Jahr				3. Jahr				4. Jahr				5. Jahr			
Anamnese	Allgemeinbefund			×			×			×			×	×	×	×	×	×	×	×	×	×	×	×	×	×	×	×	×
	Gewicht			×			×			×			×	×	×	×	×	×	×	×	×	×	×	×	×	×	×	×	×
	Schmerzen			×			×			×			×	×	×	×	×	×	×	×	×	×	×	×	×	×	×	×	×
	Anschwellung			×			×			×			×	×	×	×	×	×	×	×	×	×	×	×	×	×	×	×	×
Klin. Unters.	lokal			×			×			×			×	×	×	×	×	×	×	×	×	×	×	×	×	×	×	×	×
	LK, reg. (ax., supraclav.)			×			×			×			×	×	×	×	×	×	×	×	×	×	×	×	×	×	×	×	×
	Armumfang			×			×			×			×	×	×	×	×	×	×	×	×	×	×	×	×	×	×	×	×
	Lebergröße			×			×			×			×	×	×	×	×	×	×	×	×	×	×	×	×	×	×	×	×
	kontralat. Mamma			×			×			×			×	×	×	×	×	×	×	×	×	×	×	×	×	×	×	×	×
Labor	Blutbild			×			×			×			×	×	×	×	×	×	×	×	×	×	×	×	×	×	×	×	×
	BSG			×			×			×			×	×	×	×	×	×	×	×	×	×	×	×	×	×	×	×	×
	GOT			×			×			×			×	×	×	×	×	×	×	×	×	×	×	×	×	×	×	×	×
	GPT od. γ-GT			×			×			×			×	×	×	×	×	×	×	×	×	×	×	×	×	×	×	×	×
	alk. Phosphatase												×				×				×				×				
Röntgen	Thorax						×								×				×				×			×			
	Mammographie						×								×				×				×				×		
Sonographie	Leber			×						×				×		×		×		×				×			×		
CT	(fakult.)																												
Skelettszintigr.							×								×				×				×				×		

Soweit für eine Tumorart kein spezielles Nachsorgeschema besteht, ist dieses allgemeine Schema zu verwenden.
Die zeitlichen Intervalle richten sich nach der Art des Tumors.

Allgemeines Nachsorgeschema

	Monate		1. Jahr											2. Jahr				3. Jahr				4. Jahr				5. Jahr				6. etc.
		1	2	3	4	5	6	7	8	9	10	11	12	15	18	21	24	27	30	33	36	39	42	45	48	51	54	57	60	
Anamnese	Allgemeinbefund			×			×			×			×	×	×	×	×	(×)	×	×	×	×	×	×	×	×	×	×	×	×
	Gewicht			×			×			×			×	(×)	×	(×)	×	(×)	(×)	(×)	×	×	×	×	×	×	×	×	×	×
	Schmerzen			×			×			×			×	(×)	×	(×)	×	(×)	×	(×)	×	×	×	×	×	×	×	×	×	×
	Tumor/Oedeme			×			×			×			×	(×)	×	(×)	×	(×)	×	×	×	×	×	×	×	×	×	×	×	×
Klin. Unters.	Lokalbefund			×			×			×			×	(×)	×	(×)	×	(×)	×	×	×	×	×	×	×	×	×	×	×	×
	Kontralaterales Organ			×			×			×			×	(×)	×	(×)	×	(×)	(×)	(×)	×	×	×	×	×	×	×	×	×	×
	Lymphknoten			×			×			×			×	(×)	×	(×)	×	(×)	(×)	(×)	×	×	×	×	×	×	×	×	×	×
	Leber/Milz			×			×			×			×	(×)	×	(×)	×	(×)	(×)	(×)	×	×	×	×	×	×	×	×	×	×
Labor	BSG			×			×			×			×	(×)	×	(×)	×	×	×	(×)	×	×	×	×	×	×	×	×	×	×
	Blutbild			×			×			×			×	(×)	×	(×)	×	(×)	(×)	(×)	×	×	×	×	×	×	×	×	×	×
	GOT, GPT, γ-GT			×			×			×			×	(×)	(×)	(×)	×	(×)	(×)	(×)	×	×	×	×	×	×	×	×	×	×
	alk. Phosphatase			×			×			×			×	(×)	(×)	(×)	×	(×)	(×)	(×)	×	×	×	×	×	×	×	×	×	×
	LDH			×			×			×			×	(×)	×	(×)	×	(×)	(×)	×	×	×	×	×	×	×	×	×	×	×
	Kreatinin i. S			×			×			×			×	(×)	×	×	×	(×)	(×)	×	×	×	×	×	×	×	×	×	×	×
	Urinstatus			(×)			(×)			(×)			(×)	(×)	(×)	(×)	(×)	(×)	(×)	(×)	(×)	(×)	(×)	(×)	(×)	(×)	(×)	(×)	(×)	(×)
Tumormarker	z. B. β-HCG, CEA			(×)			(×)			(×)			(×)	(×)	(×)		×	(×)	(×)	(×)	×	(×)	(×)		×	(×)	(×)	×		(×)
Röntgen	Thorax			(×)			×			(×)			×	×			×				×			×			×		×	(×)
Sonographie	Abdomen, etc.			(×)			(×)			(×)			(×)	(×)	(×)		×	(×)	(×)		×	(×)		(×)	×	(×)	(×)	×		(×)
Szintigraphie	Skelett, Leber			(×)			(×)			(×)			(×)	(×)	(×)	(×)	(×)	(×)	(×)		(×)	(×)		(×)	(×)	(×)			(×)	(×)

Zusatzunters.

erste Nachsorgeuntersuchung

am: ....

(x) je nach Tumorart

Autorenverzeichnis

Priv.-Doz. Dr. med. W. Heidenreich
Oberarzt der Frauenklinik der
Med. Hochschule Hannover
im Krankenhaus Oststadt
Podbielskistraße 380
3000 Hannover 51

Prof. Dr. med. H. Schulz
Chefarzt des Pathologischen Instituts der
Städt. Kliniken Osnabrück
4500 Osnabrück

Prof. Dr. med. B. Stallkamp
Chefarzt der Abt. Allgemeinchirurgie
am Marienhospital
Johannisfreiheit 2−4
4500 Osnabrück

Dr. med. Hans-Ulrich Rothe
Chefarzt der Chirurgischen Klinik der
Städt. Kliniken Osnabrück
Natruper-Tor-Wall 1
4500 Osnabrück

Prof. Dr. med. B. Choné
Chefarzt Paracelsus-Strahlenklinik
Lürmannstraße 36−40
4500 Osnabrück

Priv.-Doz. Dr. M. Schaadt
Oberarzt der Medizinischen Klinik I
Bettenhaus Ebene 15, Zi. 36
Joseph-Stelzmann-Str. 9
5000 Köln 41

Dr. med. W. Jonat
Oberarzt der Frauenklinik, Abteilung II
Zentralkrankenhaus
St.-Jürgen-Straße
2800 Bremen

Prof. Dr. med. H. Maass
Chefarzt der Frauenklinik, Abteilung II
Zentralkrankenhaus
St.-Jürgen-Straße
2800 Bremen

Dr. med. H. Wörner
Oberarzt der radiologischen Abteilung
Kreiskrankenhaus
Schlichtener Straße 101
7060 Schorndorf

Prof. Dr. med. B. Luban-Plozza
Piazza Fontana Pedrazzini
CH-6600 Locarno

Prof. Dr. med. P. Drings
Chefarzt der Klinik für Thoraxerkrankungen
der Landesversicherungsanstalt Baden
Amalienstraße 5
6900 Heidelberg

Sachverzeichnis